Der Sinn des Wahnsinns

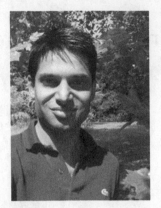

Neel Burton hat Neurowissenschaften und Medizin in London studiert und ist Mitglied des Royal College of Psychiatrists. Er hat mehrere preisgekrönte Bücher verfasst, darunter ein Lehrbuch der Psychiatrie und ein Selbsthilfebuch für Menschen mit Schizophrenie. Burton lebt und lehrt in Oxford.

Neel Burton

Der Sinn des Wahnsinns

Psychische Störungen verstehen

Aus dem Englischen übersetzt von
Matthias Reiss

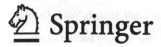 Springer

Neel Burton
Green-Templeton College
University of Oxford
Oxford, UK

ISBN 978-3-662-58781-2   ISBN 978-3-662-58782-9   (eBook)
https://doi.org/10.1007/978-3-662-58782-9

Die Deutsche Nationalbibliothek verzeichnet diese Publikation in der Deutschen
Nationalbibliografie; detaillierte bibliografische Daten sind im Internet über
http://dnb.d-nb.de abrufbar.

Übersetzung der englischen Ausgabe: The Meaning of Madness von Neel Burton,
© Neel Burton 2010. Erschienen bei Acheron Press, Oxford 2009. Alle Rechte
vorbehalten.
© Springer-Verlag GmbH Deutschland, ein Teil von Springer Nature 2011,
Unveränderter Nachdruck 2019

Planung: Sebastian Müller
Einbandabbildung: deblik, Berlin, unter Verwendung eines Fotos von © Ulia Koltyrina /
stock.adobe.com

Springer ist ein Imprint der eingetragenen Gesellschaft Springer-Verlag GmbH,
DE und ist ein Teil von Springer Nature
Die Anschrift der Gesellschaft ist: Heidelberger Platz 3, 14197 Berlin, Germany

Inhalt

*Es ist wahr: wir lieben das Leben, nicht, weil wir an's Leben,
sondern weil wir an's Lieben gewöhnt sind. Es ist immer etwas
Wahnsinn in der Liebe. Es ist aber immer auch etwas Vernunft
im Wahnsinn.*

Friedrich Nietzsche, *Also sprach Zarathustra*

Einleitung

Eine der größten Herausforderungen für Menschen mit psychischen Störungen ist der Umgang mit negativen Stereotypen und Vorurteilen. Das Stigma, das Kainsmal, das psychisch Kranken anhaftet, entsteht aus Unwissenheit und aus der Furcht, die damit einhergeht, einer Furcht, die in den Medien nur allzu oft durch falsche Darstellungen von Menschen mit psychischen Störungen verstärkt wird.

Als Gruppe sind Menschen mit psychischen Störungen keineswegs unberechenbar oder gefährlich; sie sind weder faul noch „moralische Versager"; und es ist auch nicht so, dass sie sich einfach nur „zusammenreißen" müssen, damit sich ihr Zustand bessert. Schwere Formen psychischer Störungen haben durchaus eine biologische Grundlage und sind gewiss nicht nur „seelisch bedingt".

Bei Menschen mit psychischen Störungen kann das Stigma einen Teufelskreis der Distanzierung und Diskriminierung auslösen, was nicht nur den Genesungsprozess behindert, sondern auch Angst, Depression, Alkohol- und Drogenmissbrauch, soziale Isolierung, Arbeitslosigkeit, Obdachlosigkeit und häufige Klinikeinweisungen zur Folge haben kann. Viele Menschen mit psychischen Störungen berichten, dass sie stärker unter dem Stigma leiden, das sie zu spüren bekommen, als unter ihren Symptomen. In einigen Fällen fürchten sie dieses Stigma so sehr, dass sie sich ihre Krankheit nicht eingestehen und deshalb nicht die Hilfe suchen, die sie eigentlich bräuchten.

Bei alledem sind psychische Störungen sehr verbreitet. Nach einem Bericht der Weltgesundheitsorganisation (WHO) leidet weltweit jeder vierte Mensch irgendwann in seinem Leben unter einem psychischen Gesundheitsproblem. In Großbritannien sind psychische Probleme der Grund für ein Drittel aller hausärztlichen Konsultationen. Und jedes Jahr gibt das britische Gesundheitswesen mehr Geld für die Behandlung psychischer Erkrankungen aus als für Herz-Kreislauf-Erkrankungen, Krebs oder die Primärversorgung. Doch über psychische Störungen wird nicht viel gesprochen; vielleicht sind sie sogar eines der letzten echten Tabus in der modernen Gesellschaft.

Dieses Buch will eine Debatte über psychische Störungen eröffnen, das Interesse an dieser Thematik wecken und die Menschen dazu animieren, über psychische Störungen zu sprechen und nachzudenken. Was ist beispielsweise Schizophrenie? Warum ist sie so verbreitet? Warum tritt sie nur bei Menschen auf und nicht bei Tieren? Was könnte uns dies über Körper und Seele sagen, über Sprache und Kreativität, über Musik und Religion? Wo liegt die Grenze zwischen psychisch „krank" und psychisch „normal"? Gibt es einen Zusammenhang zwischen psychischen Störungen und Genialität? Dies sind einige der schwierigen aber wichtigen Fragen, mit denen sich dieses Buch befasst. Ziel ist es, herauszufinden, was uns psychische Störungen über das Wesen des Menschen und über die Bedingungen des menschlichen Daseins verraten können.

In den ersten fünf Kapiteln geht es um verbreitete psychische Störungen (Persönlichkeitsstörungen, Schizophrenie, Depression, die manisch-depressive Erkrankung bzw. bipolare Störung und Angststörungen); das sechste Kapitel befasst sich mit Suizid. Am sinnvollsten ist es, die Kapitel nacheinander vom ersten bis zum sechsten zu lesen; man kann sie aber auch in beliebiger Reihenfolge als eigenständige Aufsätze lesen. Es wird nicht vorausgesetzt, dass der Leser ein gründliches Vorwissen über die psychischen Störungen mitbringt, die hier erörtert werden. Jedes Kapitel beginnt mit einer Beschreibung der verschiedenen Störungsbilder. Auf diese Weise erfährt der Leser etwas über psychische Störungen und wird auf die anschließende ausführliche Erörterung vorbereitet. Das erste Kapitel, „Persönlichkeit, Identität und Selbst, oder: Wer sind wir?" fällt insofern aus dem Rahmen, als es mit einer Abhandlung darüber beginnt, was den Menschen ausmacht und in welchem Maße er für seine Persönlichkeit verantwortlich gemacht werden kann.

Ich hoffe, Ihnen bereitet die Lektüre Vergnügen.

„Dort drüben", sagte die Katze und schwenkte ihre rechte Pfote, „wohnt ein Hutmacher; und hier" – und dabei winkte sie mit der anderen Pfote – „wohnt ein Schnapphase. Du kannst es dir heraussuchen, welchen du besuchen willst – verrückt sind sie beide."

„Aber ich will doch nicht unter Verrückte gehen!", widersprach Alice.

„Ach, dagegen lässt sich nichts machen", sagte die Katze; „hier sind alle verrückt. Ich bin verrückt. Du bist verrückt."

„Woher weißt du denn, dass ich verrückt bin?", fragte Alice.

„Musst du ja sein", sagte die Katze, „sonst wärst du doch gar nicht hier."

Lewis Carroll, Alice im Wunderland

1

Persönlichkeit, Identität und Selbst, oder: Wer sind wir?

Denn du bist Erde und sollst zu Erde werden.
1. Buch Mose 3,19

Phineas P. Gage war Vorarbeiter der Eisenbahngesellschaft Rutland and Burlington Railroad und arbeitete am Bau eines Schienenstranges im US-Bundesstaat Vermont. Am 13. September 1848 bereitete Gage gerade eine Sprengung vor, als er mit seinem Stopfeisen, einer gut einen Meter langen, drei Zentimeter dicken und sechs Kilogramm schweren Eisenstange, versehentlich eine kleine Menge Schießpulver entzündete. Bei der Explosion schoss das Stopfeisen mit enormer Wucht quer durch Gages Kopf (Abb. 1.1) und flog noch etwa 20 Meter weiter.

Obwohl Gage überlebte und unmittelbar nach dem Unfall sogar sprechen und gehen konnte, waren alle, die ihn kannten, der Ansicht, er sei nicht mehr der Alte. Der Arzt, Dr. John M. Harlow, der Gage noch bis zu dessen Tod 1860 betreute, berichtete kurz nach dem Unfall im *Boston Medical and Surgical Journal* über den spektakulären Fall. Zwanzig Jahre später veröffentlichte er einen zweiten Artikel, in dem er die Persönlichkeitsveränderung seines Patienten beschrieb:

© Springer-Verlag GmbH Deutschland, ein Teil von Springer Nature 2011
N. Burton, *Der Sinn des Wahnsinns – Psychische Störungen verstehen*,
https://doi.org/10.1007/978-3-662-58782-9_1

Gage war launenhaft, respektlos, erging sich bisweilen in den übelsten Obszönitäten (was vorher nicht seine Art gewesen war), zeigte nur wenig Ehrerbietung für seine Mitmenschen und war unduldsam gegenüber Ratschlägen oder Anweisungen, wenn diese seinen eigenen Wünschen nicht entsprachen. Manchmal war er eigensinnig und starrköpfig, dann wieder unberechenbar und wankelmütig; er schmiedete viele Pläne für die Zukunft, die er schon bald wieder verwarf, um sich etwas Neuem zuzuwenden, das ihm leichter durchführbar erschien. Obwohl er hinsichtlich seiner geistigen Fähigkeiten und Handlungen ein Kind zu sein schien, waren seine animalischen Leidenschaften die eines starken Mannes. Vor seiner Verletzung verfügte er, obschon er nicht sonderlich gebildet war, über einen gesunden Verstand und ein ausgeglichenes Gemüt. Er war als gewitzter und schlauer Geschäftsmann bekannt und bei allen hoch angesehen. Was er sich vorgenommen hatte, führte er stets gewissenhaft aus. In dieser Hinsicht hatte sich sein Wesen grundlegend verändert, so entschieden, dass seine Angehörigen und Freunde sagten, er sei „nicht mehr Gage".

Der Fall Phineas Gage wirft eine Reihe bedeutsamer Fragen über Persönlichkeit auf. Worin besteht die Persönlichkeit? Was macht einen Menschen zu dem, der er ist, und unter welchen Voraussetzungen wäre er jemand anderes? Was ist eine Persönlichkeitsstörung, und gibt es umgekehrt so etwas wie eine ideale Persönlichkeit? Ist eine ideale Persönlichkeit möglich oder gar wünschenswert?

In *Über die Entwicklung der Persönlichkeit* beschrieb der Psychiater Carl Gustav Jung (1875–1961) die Persönlichkeit ausdrücklich als „höchste Verwirklichung der eingebo-

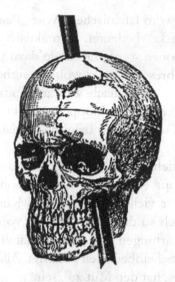

Abb. 1.1 Die Eisenstange drang unterhalb des linken Wangen-knochens in Gages Kopf ein, durchschlug den linken Frontallap-pen und trat aus der Schädeldecke wieder aus. Abgesehen von dem Verlust des linken Auges behielt Gage keine körperlichen Schäden zurück; seine kognitiven, motorischen und sensorischen Fähigkeiten blieben erhalten – nur seine Persönlichkeit hatte sich offenbar drastisch verändert. (Quelle: Harlow 1868)

renen Eigenart des besonderen lebenden Wesens. (…) die Tat des höchsten Lebensmutes, der absoluten Bejahung des individuell Seienden und der erfolgreichsten Anpassung an das universal Gegebene bei größtmöglicher Freiheit der eigenen Entscheidung." Prosaischer ausgedrückt kann man Persönlichkeit auch einfach als Muster des Denkens, Fühlens und Verhaltens einer Person definieren. Dieses Muster entwickelt sich von frühester Kindheit an, und wenn es sich erst einmal herausgebildet hat, ist es sowohl tiefgreifend als auch dauerhaft. Der Begriff „Persönlich-

keit" leitet sich vom lateinischen Wort „Persona" ab, was
so viel wie „Maske" bedeutet. In praktisch allen menschlichen Zivilisationen werden Masken dazu verwendet, die
Persönlichkeit ihres Trägers sowohl zu verbergen als auch
zu offenbaren – wenngleich auf zugespitzte oder kari-
katurenhafte Weise. Diese doppelte Funktion der Maske
wird in einem Gemälde des belgischen Malers James En-
sor (1860–1949) mit dem Titel „Selbstportrait mit Masken" deutlich (siehe Umschlagbild). Dieses eindrucksvolle
Gemälde lädt uns ein, über unsere Persönlichkeit nachzudenken und sie vielleicht mit der des Künstlers zu ver-
gleichen, der sich so darstellt, als sei er von sozialen und
kulturellen Erwartungen und von der damit verbundenen
Falschheit und Scheinheiligkeit entlastet. Allein der Künstler, so scheint es, hat den Mut zu „sein".

Nach dem Philosophen Søren Kierkegaard (1813–1855)
ist es „die einzig wahre und höchste Bedeutung eines
menschlichen Wesens, so viel höher, dass dadurch jede andere Bedeutung illusorisch wird, ein bestimmtes Individuum" zu sein. Was immer man von dieser Behauptung halten mag, es fällt schwer, sich einen Menschen vorzustellen,
der überhaupt keine Persönlichkeit hat. Ein solcher Mensch
wäre, wenn überhaupt, lediglich eine zufällige Ansammlung
von Gedanken, Gefühlen und Verhaltensweisen, ohne ir-
gendeinen Sinn, ein Ziel oder eine Richtung. Das bedeutet, dass die Persönlichkeit nicht einfach nur ein beliebiges
Accessoire oder eine Verzierung ist, die wir mit uns her-
umtragen, um interessanter oder reizvoller zu erscheinen.
Vielmehr ist die Persönlichkeit der eigentliche Kern unseres Begriffs vom Menschsein, vielleicht sogar eine Annähe-
rung an oder eine Entsprechung zum Menschsein.

Während es uns schwer fällt, uns einen Menschen ohne Persönlichkeit vorzustellen, so können wir uns vielleicht vorstellen, wie es wäre, wenn jeder dieselbe – exakt die gleiche – Persönlichkeit hätte. Nach diesem Szenario wären die Gedanken, Gefühle und Verhaltensweisen eines Menschen zwar nicht unbedingt willkürlich, sondern sinnhaft und zielorientiert; aber seine Interaktion mit anderen Menschen würde viel von ihrem Zweck und ihrer Anziehung verlieren. Und jede bedeutsame und erfüllende Beziehung mit einem anderen Menschen wäre bestenfalls schwierig und schlimmstenfalls unmöglich. Wenn wir das Gefühl haben, dass ein solches Leben nicht lebenswert wäre, dann kommen wir der Frage näher, was das Leben denn lebenswert macht. Der französische Philosoph Jean-Paul Sartre (1905–1980) war bekanntermaßen der Ansicht: „Die Hölle, das sind die anderen!", aber vielleicht trifft das ja auch auf den Himmel zu – und genau das ist das Problem.

Naturphänomene und Wesen, die keine Menschen sind, wie die Katze des Nachbarn, der Rosenbusch im Garten oder das Wetter haben keine Persönlichkeit (oder zumindest keine *menschliche* Persönlichkeit) wie Sie oder ich. Aber wir neigen dazu, sie anthropomorph zu sehen – das heißt, sie zu vermenschlichen. Denn das hilft uns, sie zu verstehen und mit ihnen in Beziehung zu treten. Wenn man diesen Gedanken weiter verfolgt, führt die Vermenschlichung des Universums dazu, dass wir uns Gott als einen gütigen alten Mann mit weißem Bart vorstellen. Es ist einfacher, mit dieser Vorstellung zu leben als mit der eines dunklen und unendlichen Kosmos. Wir sagen: Gott hat uns nach seinem Ebenbild geschaffen!

In Anbetracht dieser Überlegungen erscheint Kierke-
gaards Behauptung, dass es die einzig wahre und höchste
Bedeutung eines menschlichen Wesens sei, ein bestimmtes
Individuum zu sein, ebenso plausibel wie selbstverständlich.
Denn ein menschliches Wesen kann ja nur ein bestimmtes
Individuum sein, wenn es überhaupt irgendetwas Bedeutsames ist. Verfolgen wir diesen Gedanken bis zur logischen
Schlussfolgerung weiter: Je mehr wir unser einzigartiges
Selbst entwickeln und es zum Ausdruck bringen, desto be-
deutsamer werden wir. Persönlichkeit wird also definiert
als das Muster des Denkens, Fühlens und Verhaltens eines
Menschen oder, um den metaphysischen Begriff zu ver-
wenden, einer Person. Schön und gut, aber was geschieht,
wenn wir ein wenig tiefer bohren? *Was ist „eine Person"*, oder
vielmehr *unter welchen Voraussetzungen ist sie nicht mehr dieselbe
Person wie vorher?* Sind Sie zu allen Zeiten dieselbe identische
Person? Sind Sie dieselbe Person, die Sie vor einer Minute,
vor einem Tag, vor einem Jahr oder vor zehn Jahren waren?
Wenn das der Fall ist, was genau haben Sie mit der Person
gemein, die Sie vor zehn Jahren waren?

Der Mensch ist ein seelisches Wesen, aber nicht irgend-
ein seelisches Wesen, weil viele Tiere ebenfalls seelische
Wesen sind. Der Mensch ist eine Person, also ein Wesen,
das sich seiner selbst bewusst ist. Nach dem englischen Philosophen John Locke (1632–1704) ist eine Person „ein den-
kendes, verständiges Wesen, das Vernunft und Überlegung
besitzt und sich als sich selbst und als dasselbe denkende
Wesen zu verschiedenen Zeiten und an verschiedenen Orten auffassen kann." Sie sind deswegen eine Person, weil
Sie sich selbst in der Vergangenheit, in der Zukunft, in bestimmten Situationen und an verschiedenen Orten vorstel-

len können: „Im Februar könnte ich nach Indien reisen", „Letzten Sommer habe ich in Spanien Urlaub gemacht", „Letzte Woche hätte ich in der Lotterie gewinnen können, wenn ich nur ein Los gekauft hätte".

Wenn der Mensch ein „sich seiner selbst bewusstes seelisches Wesen" ist, was macht ihn dann dazu? Ist es sein Körper, sein Gehirn, seine „Seele"? Stellen Sie sich vor, ein Mensch hatte einen schweren Unfall und liegt hirntot in einem Krankenhausbett. Sein Körper ist noch lebendig, aber er ist sich seiner selbst nicht mehr bewusst und wird es auch nie wieder sein. Ist er dann immer noch eine Person? Wenn das nicht der Fall ist, dann ist sein physischer Körper nicht das, was ihn zu einer Person macht.

Lassen Sie uns für einen Augenblick dem zweiten Aspekt der Frage nachgehen: *Unter welchen Voraussetzungen ist eine Person nicht mehr dieselbe?* Die einen behaupten, dass eine Person zum Zeitpunkt A dieselbe ist wie eine Person zum Zeitpunkt B, wenn ihr Körper oder ihr Gehirn zu beiden Zeitpunkten dieselben sind, sprich, wenn zwischen den beiden Personen eine Beziehung raumzeitlicher Kontinuität besteht. Die anderen bestreiten dies und behaupten, dass eine Person zu einem Zeitpunkt A nur deswegen dieselbe ist wie eine Person zum Zeitpunkt B, weil zwischen den beiden Personen eine Beziehung der psychologischen Kontinuität besteht. Das heißt, der mentale Zustand der Person zum Zeitpunkt B leitet sich vom mentalen Zustand der Person zum Zeitpunkt A ab.

Um dieses Problem klären zu können, lädt uns der amerikanische Philosoph Sidney Shoemaker (*1931) zu einem Gedankenexperiment ein: Wir sollen uns vorstellen, die Wissenschaft sei so weit fortgeschritten, dass Gehirntransplantationen möglich sind. Zwei Männern, Mr. Brown und Mr. Robinson, wird zur selben Zeit das Gehirn entfernt. Nachdem an beiden Gehirnen ein Eingriff vorgenommen wurde, sollen sie wieder in die Köpfe der beiden Patienten implantiert werden. Ein unachtsamer Assistenzarzt verwechselt jedoch die Gehirne und setzt Browns Gehirn in Robinsons Kopf ein und Robinsons Gehirn in Browns Kopf. Einer der beiden Männer stirbt, aber der andere – sagen wir der mit Browns Gehirn und Robinsons Körper (nennen wir ihn Brownson) – kommt schließlich wieder zu Bewusstsein. Als man ihn nach seinem Namen fragt, sagt er Brown. Er ist in der Lage, Browns Frau und Familie wiederzuerkennen und Browns Kindheitserinnerungen aus dem Gedächtnis abzurufen, aber er erkennt Robinsons Frau und Familie nicht wieder und kann sich auch nicht an dessen Kindheit erinnern.

Wer ist dann dieser Mann Brownson mit Browns Gehirn und Robinsons Körper? Wenn es sich um Brown handelt, wie die meisten Menschen sagen würden, dann kann eine Person nicht auf ihren Körper reduziert werden, wie im Szenario mit dem Hirntoten bereits angedeutet wurde. So bleiben uns zwei Möglichkeiten: Entweder ist Brownson Brown, weil er Browns Gehirn hat, oder er ist Brown, weil er in psychologischer Kontinuität zu Brown steht.

Lassen Sie uns unser Gedankenexperiment noch etwas weiterführen, damit wir uns zwischen diesen beiden Möglichkeiten (körperliche und psychologische Kontinuität) entscheiden können. Viele Menschen haben überlebt, obwohl die eine Hälfte ihres Gehirns zerstört war. Wir wollen uns also vorstellen, dass Brownsons Gehirn (oder eigentlich ein beliebiges Gehirn, sagen wir Smiths Gehirn) in zwei gleiche

Hälften bzw. Hemisphären aufgeteilt wird und dass jede der beiden Hirnhälften in einen hirnlosen Körper implantiert wird. Nach diesem Eingriff stehen beide Menschen in psychologischer Kontinuität zu Smith, und sie haben denselben Charakter und dieselben Erinnerungen. Wenn aber beide in psychologischer Kontinuität zu Smith stehen, sind sie dann beide Smith? Wenn ja, sind sie dann identisch? Die meisten Menschen würden argumentieren: Obwohl sich diese beiden Menschen sehr ähnlich sind, handelt es sich eigentlich um zwei verschiedene Menschen.

Welche Folgerungen können wir aus diesen etwas verwirrenden Gehirntausch-Szenarien ziehen, und was bedeuten sie für die Persönlichkeit? Anscheinend hängt das, was Sie zu einer Person bzw. zu „einem sich seiner selbst bewussten seelischen Wesen" macht, kausal von der Existenz Ihres Gehirns ab. Zugleich geht es um mehr als nur um Ihr Gehirn – worum genau ist unklar, und vielleicht aus gutem Grund. Als Menschen neigen wir dazu, uns unser Personsein als etwas Konkretes und Fassbares vorzustellen, etwas, das „da draußen" in der realen Welt existiert und daher über die Zeit hinweg Bestand hat. Es ist jedoch möglich, dass das Personsein lediglich ein gedankliches Konstrukt ist – eine bequeme Vorstellung oder ein Schema, das uns gestattet, unser gegenwärtiges Selbst mit unserem früheren, zukünftigen und situationsabhängigen Selbst in Beziehung zu setzen.

Wenn das so ist, muss es nicht das letzte Wort zur Persönlichkeit sein, die wir als „Muster des Denkens, Fühlens und Verhaltens einer Person" definieren. Dennoch: Wenn unser Konzept der Persönlichkeit von unserem Konzept des Personseins abhängt, hat die Persönlichkeit wahrscheinlich denselben ontologischen Status (dieselbe Form des Seins) wie das Personsein, was immer das sein mag.

Mit diesem Gedanken im Hinterkopf wollen wir uns nun näher mit der Persönlichkeit befassen. Eine Persönlichkeit wird sowohl durch genetische als auch durch Umweltfaktoren, etwa Erwartungen an Geschlechterrollen, beeinflusst. Daneben gibt es gesellschaftliche und kulturelle Einflussfaktoren, die dafür sorgen, dass sich die Persönlichkeit in eine bestimmte Richtung entwickelt. Die Persönlichkeit wird im Allgemeinen in der Kindheit und im Jugendalter erworben bzw. „festgeschrieben" und verändert sich danach nicht mehr grundlegend. Einzelne Aspekte können sich aber mit zunehmender Erfahrung, Einsicht und Selbsterkenntnis schrittweise verändern. In seltenen Fällen kann es auch nach einem hochbedrohlichen oder katastrophalen Erlebnis oder nach der Genesung von einer psychischen Krankheit wie z. B. der Schizophrenie (Kap. 2) zu einer tiefgreifenden Persönlichkeitsveränderung kommen. Tiefgreifende Persönlichkeitsveränderungen können auch durch Kopfverletzungen oder Erkrankungen des Gehirns, z. B. durch einen Schlaganfall oder einen Hirntumor, verursacht werden.

Wenn die Persönlichkeit eines Menschen durch genetische Faktoren bestimmt wird, an denen er nichts ändern kann; durch die Umwelt, in die er hineingeboren wird und die er nicht kontrollieren kann; ja sogar durch so außergewöhnliche Unfälle wie dem von Phineas Gage: Inwieweit kann man den Menschen dann dafür verantwortlich machen, wer er ist? Und wenn man ihn nicht dafür verantwortlich machen kann, wer er ist, inwieweit kann man ihn dann für seine Handlungen verantwortlich machen? Wenn er eine schwere Straftat begeht, hängt seine strafrechtliche Verurteilung von den Beweisen ab, die ohne begründeten Zweifel belegen, dass er die Tat begangen hat (*actus reus* oder objektiver Tatbestand) und dass er *vorsätzlich* gehandelt, d. h. die Folgen seines Handelns beabsichtigt oder billigend in Kauf genommen hat (*mens rea* oder subjektiver Tatbestand). Zu seiner Verteidigung kann jedoch das Prinzip der „Unzurechnungsfähigkeit" bzw. Schuldunfähigkeit angeführt werden. Nach den McNaughten-Richtlinien von 1843, die in England und Wales gelten, kann die Verteidigung auf Unzurechnungsfähigkeit plädieren, wenn der Täter zum Tatzeitpunkt unter einer „Geisteskrankheit" litt – heute würden wir sagen, unter einer psychischen Störung – und aufgrund dieser psychischen Störung keine *mens rea* vorlag. Wenn das Gericht die vorgelegten Beweise für die Unzurechnungsfähigkeit des Täters akzeptiert, wird dieser für nicht schuldfähig erklärt.* Daraus ergibt sich eine wichtige Frage: Wo soll die Justiz die Trennlinie zwischen Zurechnungsfähigkeit und Unzurechnungsfähigkeit ziehen? In den McNaughten-Richtlinien wird vorausgesetzt, dass es einen freien Willen gibt – ein Postulat, das in der westlichen Rechtsauffassung fest verankert ist. Danach ist eine Person mit einer psychischen Störung nicht in der Lage, aus freiem Willen zu handeln. Doch handelt überhaupt jemand je aus freiem Willen? Natürlich könnte man

---

* Im deutschen Strafrecht wird die „Schuldunfähigkeit wegen seelischer Störungen" nach § 20 StGB wie folgt definiert: „Ohne Schuld handelt, wer bei Begehung der Tat wegen einer krankhaften seelischen Störung, wegen einer tiefgreifenden Bewusstseinsstörung oder wegen Schwachsinns [*sic*] oder einer schweren anderen seelischen Abartigkeit [*sic*] unfähig ist, das Unrecht der Tat einzusehen oder nach dieser Einsicht zu handeln." (Zitiert nach http://www. gesetze-im-internet.de/bundesrecht/stgb/gesamt.pdf).

argumentieren, dass das Rechtssystem in erster Linie dazu dient, die gesellschaftliche Ordnung aufrechtzuerhalten, und nicht dazu, „böse" Menschen zu bestrafen, und dass daher eine strafrechtliche Verurteilung eher dem Gemeinwohl Rechnung tragen sollte als der psychischen Verfasstheit des Einzelnen. Das ist aber wieder ein ganz anderes Thema.

Das Problem des „freien Willens" beschäftigt seit jeher die klügsten Köpfe und ist oft als das bedeutendste und drängendste Problem der Philosophie beschrieben worden. Obwohl die Zukunft voller Möglichkeiten zu stecken scheint, argumentieren viele Philosophen, dass es nur eine mögliche Zukunft geben kann, eine einzige Weise, wie sich die Dinge entfalten und entwickeln. Demnach stand bereits vor 2000 Jahren fest, dass Barack Obama im November 2008 zum Präsidenten der Vereinigten Staaten gewählt werden würde. Sollte er die nächsten Präsidentschaftswahlen verlieren, stand das ebenfalls schon vor 2000 Jahren fest, und es steht auch heute schon fest – wir wissen es nur noch nicht. Diese Denkart wird manchmal auch als die „Zeitlosigkeit der Wahrheit" bezeichnet und könnte uns zu der Schlussfolgerung verleiten, dass die Zukunft bereits feststeht und wir daher nicht die Macht haben, durch unser Handeln einen anderen Ausgang herbeizuführen. Zum Glück ist diese Art des Denkens fehlerbehaftet: Obwohl Obamas Wahl zum Präsidenten schon vor 2000 Jahren feststand, wurde sie erst im November 2008 zur Tatsache. Folglich stand die Tatsache, dass Obama Präsident der Vereinigten Staaten wurde, bereits vor 2000 Jahren fest, *weil* Obama im November 2008 zum Präsidenten gewählt wurde, und nicht umgekehrt.

Wenn die Zukunft bereits feststeht, dann lässt sie sich durch nichts, was man heute tut, beeinflussen. Diese fatalistische Denkweise war während der Bombenangriffe auf London im Zweiten Weltkrieg sehr verbreitet: Entweder man wird durch eine Bombe getötet, oder man wird nicht durch eine Bombe getötet. Wenn man durch eine Bombe getötet wird, sind alle Vorsichtsmaßnahmen, die man trifft, unwirksam. Wenn man nicht durch eine Bombe getötet wird, sind alle Vorsichtsmaßnahmen, die man trifft, überflüssig. Wie das zuvor angeführte Argument mit Barack Obama ist auch dieses Argument fehlerbehaftet. Aus der Tatsache, dass man nicht durch eine Bombe getötet wird, lässt sich nicht folgern, dass man auch dann nicht durch eine Bombe getötet wird, wenn man keine Vorsichtsmaßnahmen trifft. Es könnte auch sein, dass man deshalb nicht durch eine Bombe getötet wird, weil man Vorsichtsmaßnahmen trifft. Stellen Sie sich vor, Sie fallen vom Fahrrad und schlagen mit dem Kopf auf, tragen aber keinerlei Verletzungen davon, weil Sie einen Helm aufhatten. Es wäre absurd, daraus zu folgern, dass Sie, weil Sie keine Verletzungen erlitten haben, gar keinen Helm benötigt hätten.

Während die „Zeitlosigkeit der Wahrheit" offenbar keine ernsthafte Bedrohung für das Konzept des freien Willens darstellt, gibt es noch eine andere Anschauung, der zufolge die Zukunft festgelegt ist. Angesichts des physikalischen Zustands des Universums zu einem beliebigen Zeitpunkt und angesichts der Gesetze der Physik, die universell und konstant sind, ist es (a) nicht möglich, dass die Geschichte des Universums anders hätte verlaufen können oder anders verlaufen wird als vorgegeben, und (b) zumindest theoretisch möglich, jedes einzelne vergangene und zukünftige

Ereignis im Universum vorherzusagen. Das heißt, dass alle vergangenen und künftigen Ereignisse im physikalischen System des Universums vorgegeben sind.

Diese sogenannte deterministische Sichtweise des Universums wird durch eine relativ neue wissenschaftliche Entdeckung, den Quantenzufall, in Frage gestellt. Wenn die Bewegung der subatomaren Partikel zufällig und daher nicht vorhersehbar ist, so argumentieren einige Naturwissenschaftler und Philosophen, dann ist das Universum indeterministisch und die Zukunft folglich offen. Aber selbst wenn das stimmt, was bedeutet das für den freien Willen des Menschen? Wenn unsere Handlungen lediglich das Ergebnis von zufälligen Ereignissen sind, können wir dann wirklich für sie verantwortlich gemacht werden?

Angenommen, die deterministische Sichtweise ist – zumindest auf einem nicht subatomarem Makroniveau – korrekt, spricht dann überhaupt noch etwas für einen freien Willen? Der amerikanische Philosoph Harry Frankfurt (*1929) ist dieser Frage im folgenden Gedankenexperiment nachgegangen. Nehmen wir einmal an, Smith beschließt, eine Bank auszurauben. Er denkt sich einen schlauen Plan aus und setzt ihn erfolgreich um. Was Smith nicht weiß: Bei dem Bankraub wurde sein Gehirn von einem bösen Dämon überwacht, der bereit war, einzuschreiten, wenn Smith beim Ausrauben der Bank auch nur die leisesten Anzeichen von Zaudern gezeigt hätte. Hätte Smith es sich anders überlegen wollen, wäre er dazu nicht in der Lage gewesen. Smith wollte es sich aber nicht anders überlegen, und handelte folglich nach seinem eigenen freien Willen. Frankfurts Gedankenexperiment zeigt, dass man auch dann frei handeln kann, wenn man nicht anders handeln kann, oder anders formuliert: Der freie Wille ist mit dem Determinismus vereinbar.

Während der Gedankengang Frankfurts möglicherweise richtig ist, entspricht seine Vorstellung vom „freien Willen" nicht dem, was wir landläufig unter freiem Willen verstehen. Der britische Philosophieprofessor Galen Strawson (*1952), der an der City University in New York lehrt, behauptet, dass das Konzept des freien Willens an sich inkohärent sei. Selbstbestimmung setze voraus, dass man für das, was man tut, moralisch verantwortlich ist. Um moralisch für das, was man tut, verantwortlich zu sein, müsse man für seinen Charakter verantwortlich sein. Aber wie bereits erörtert, kann man für seinen Charakter gar nicht verantwortlich sein. Wer glaubt, er sei für seinen Charakter verantwortlich, sollte Folgendes bedenken: Man kann für seinen Charakter nicht verantwortlich sein, weil man dafür einen vorher bestehenden Charakter bräuchte, dem wiederum ein Charakter vorgeordnet sein muss, und so weiter und so fort. Daher ist der freie Wille, ebenso wie die Persönlichkeit, nichts weiter als ein gedankliches Konstrukt. Er ist ein Schema, mit dessen Hilfe wir unser momentanes Selbst in Beziehung setzen mit dem Selbst in der Vergangenheit, dem Selbst in der Zukunft und dem Selbst, das von bestimmten Bedingungen abhängt.

Trotz dieser Vorbehalte in Bezug auf das Personsein und den freien Willen wollen wir uns nun dem Thema Persönlichkeitsstörungen zuwenden. Die Erforschung der menschlichen Persönlichkeit bzw. des „Charakters" reicht mindestens bis in die Antike zurück. Tyrtamus (371–287 v. Chr.), der von seinen Zeitgenossen Theophrast („Der göttlich Redende") genannt wurde, teilte in seinem Werk

Tab. 1.1   Die 30 Charaktertypen nach Theophrast

Der Unaufrichtige	Der Unverschämte	Der Nörgler
Der Feigling	Der Schmeichler	Der Kleinliche
Der Misstrauische	Der Oligarchische	Der Redselige
Der Flegel	Der Widerliche	Der Spätgebildete
Der Bäurische	Der Ungelegene	Der Taktlose
Der Verleumder	Der Gefallsüchtige	Der Übereifrige
Der Eitle	Der Pervertierte	Der Bedenkenlose
Der Gedankenlose	Der Knauserige	Der Geizige
Der Schwätzer	Der Selbstgefällige	Der Prahler
Der Gerüchtemacher	Der Abergläubische	Der Überhebliche

Charakterschilderungen die Menschen in 30 unterschiedliche Persönlichkeitstypen ein (Tab. 1.1). Die *Charakterschilderungen* übten einen starken Einfluss auf spätere Untersuchungen der menschlichen Persönlichkeit aus, etwa auf die Studien des Thomas Overbury (1581–1613) in England und die des Jean de la Bruyère (1645–1696) in Frankreich.

Der Begriff der Persönlichkeitsstörung selbst ist neueren Ursprungs und geht vermutlich auf den französischen Psychiater Philippe Pinel (1745–1826) und seine Beschreibung der *manie sans délire* (Manie ohne Delirium) im Jahre 1801 zurück. Dabei handelt es sich um ein Leiden, das durch Wutausbrüche und Gewalt („manie") charakterisiert ist, ohne dass Symptome einer Psychose wie etwa Wahnvorstellungen oder Halluzinationen („délires") vorhanden sind. In Großbritannien prägte der englische Arzt James C. Prichard (1786–1848) im Jahr 1835 den Begriff des „moralischen Irreseins" („moral insanity"). Er bezog sich damit auf eine größere Gruppe von Menschen, die gekennzeichnet ist durch „eine morbide Perversion der natürlichen Gefühle, der Affekte, der Neigungen, der Stimmung, der Gewohnheiten, der moralischen Dispositionen und der natürlichen Impulse." Doch der Begriff wurde schon bald wieder fallen gelassen – wahrscheinlich weil man ihn für zu umfassend und unspezifisch hielt.

Zu Beginn des 20. Jahrhunderts beschrieb der deutsche Psychiater Emil Kraepelin (1856–1926) in der 8. Auflage seines Lehrbuchs der Psychiatrie (1909–1915) sieben Formen antisozialen Verhaltens unter dem Oberbegriff der „psychopathischen Persönlichkeiten". Kraepelins jüngerer Kollege Kurt Schneider (1887–1967) dehnte diesen Begriff schließlich auf diejenigen aus, die unter ihrer „Abnormität" leiden. Schneiders bahnbrechendes Werk *Die psychopathischen Persönlichkeiten* (1923) bildet bis heute die Grundlage der Klassifikationen von Persönlichkeitsstörungen, etwa dem einflussreichen amerikanischen Klassifikationssystem, dem *Diagnostischen und statistischen Manual psychischer Störungen*, 4. Auflage (DSM-IV), das von der Amerikanischen Psychiatrischen Vereinigung (American Psychiatric Association, APA) herausgegeben wird.

Heute definiert das DSM-IV eine Persönlichkeitsstörung als „ein überdauerndes Muster von innerem Erleben und Verhalten, das merklich von den Erwartungen der sozialkulturellen Umgebung abweicht, tiefgreifend und unflexibel ist, seinen Beginn in der Adoleszenz oder im frühen Erwachsenenalter hat, im Zeitverlauf stabil ist und zu Leid oder Beeinträchtigungen führt". Das DSM-IV listet zehn

Persönlichkeitsstörungen auf und ordnet sie jeweils einer Gruppe bzw. einem „Cluster" (A, B oder C) zu (Tab. 1.2). Bevor wir uns näher mit diesen zehn Persönlichkeitsstörungen befassen, muss betont werden, dass sie eher das Ergebnis historischer Beobachtungen als wissenschaftlicher Untersuchungen sind, und dass es sich daher um recht vage und unpräzise Begriffe handelt. Persönlichkeitsstörungen kommen nur selten in ihrer reinen „Lehrbuchform" vor und sind nicht immer klar voneinander abgegrenzt. Ihre Einteilung in drei Cluster im DSM-IV trägt diesem Umstand Rechnung: Die Persönlichkeitsstörungen innerhalb eines Clusters weisen mit hoher Wahrscheinlichkeit Überschneidungen auf. Beispielsweise kann die paranoide Persönlichkeitsstörung in Cluster A Überschneidungen mit der schizoiden Persönlichkeitsstörung und der schizotypischen Persönlichkeitsstörung aufweisen (Tab. 1.2).

Tab. 1.2 DSM-IV-Klassifikation der Persönlichkeitsstörungen

Cluster	Beschreibung	Persönlichkeitsstörungen im Cluster
A	merkwürdig, bizarr, exzentrisch	paranoid schizoid schizotypisch
B	theatralisch, sprunghaft	antisozial Borderline histrionisch narzisstisch
C	ängstlich, furchtsam	vermeidend-selbstunsicher dependent zwanghaft (anankastisch)

Die meisten Menschen mit einer Persönlichkeitsstörung kommen nie mit einem Psychiater oder Psychologen in Kontakt. Für gewöhnlich werden Betroffene im Zusammenhang mit einer anderen psychiatrischen Störung oder aufgrund einer persönlichen Krise vorstellig, beispielsweise nachdem sie sich selbst geschädigt oder eine Straftat begangen haben. Für Psychiater und Ärzte sind Persönlichkeitsstörungen im Allgemeinen dennoch wichtig, weil sie für psychische Störungen prädisponieren und einen Einfluss auf das Störungsbild und die Behandlung von bereits vorhandenen psychischen Störungen haben. Auch führen sie definitionsgemäß zu einer erheblichen Belastung und Beeinträchtigung und müssen daher gezielt angegangen werden. Ob dies nun Aufgabe des medizinischen Berufstands sein sollte, ist Gegenstand einer heftigen Kontroverse. Dies gilt vor allem, wenn man berücksichtigt, dass einige Persönlichkeitsstörungen zu kriminellen Handlungen prädisponieren und gegebenenfalls hauptsächlich deswegen behandelt werden müssen, um eine Straftat zu verhindern.

Cluster A umfasst die paranoide, die schizoide und die schizotypische Persönlichkeitsstörung. Die paranoide Persönlichkeitsstörung ist gekennzeichnet durch ein tiefgreifendes Misstrauen gegenüber anderen, sogar gegenüber Freunden und dem Partner. Personen mit dieser Störung sind reserviert und argwöhnisch und lauern ständig auf Hinweise oder Andeutungen, die ihre Befürchtungen bestätigen. Sie sind sehr selbstbezogen und messen ihren persönlichen Rechten große Bedeutung bei; sie reagieren überempfindlich auf Kränkungen und Zurückweisungen, fühlen sich schnell beschämt und erniedrigt und sind lange nachtragend. Infolgedessen neigen sie dazu, sich zurückzuziehen und empfinden es als schwierig, engere Beziehungen einzugehen. Die Autoren einer großen, langfristig angelegten norwegischen Zwillingsstudie* haben herausgefunden, dass die paranoide Persönlichkeitsstörung moderat erblich ist und einen gewissen Teil ihrer genetischen und umweltbedingten Risikofaktoren mit der schizoiden Persönlichkeitsstörung und der schizotypischen Persönlichkeitsstörung gemein hat; diese Ergebnisse belegen, dass die Gruppierung dieser drei Persönlichkeitsstörungen in einem Cluster richtig ist.

Der Begriff „schizoid" wurde 1908 von Paul Eugen Bleuler (1857–1939) geprägt und bezeichnet eine natürliche Tendenz, die Aufmerksamkeit auf das eigene Innenleben und nicht auf die Außenwelt zu richten. Personen mit einer schizoiden Persönlichkeitsstörung sind einzelgängerisch und distanziert und neigen zu Introspektion und Fantasie. Sie haben wenig Interesse an sozialen oder sexuellen Beziehungen, sind gleichgültig gegenüber anderen und den gesellschaftlichen Normen und Konventionen, und sie zeigen kaum emotionale Reaktivität; in extremen Fällen können sie einen kalten und gefühllosen Eindruck machen. Einer konkurrierenden Theorie zufolge sind Menschen mit einer schizoiden Persönlichkeitsstörung hochsensibel und haben ein reiches Innenleben. Obwohl sie eine tiefe Sehnsucht nach Intimität empfinden, ist es für sie zu schwierig oder zu leidvoll, zwischenmenschliche Beziehungen einzugehen und aufrechtzuerhalten; sie ziehen sich deshalb in ihre Innenwelt zurück. Die Betroffenen kommen meist gar nicht auf den Gedanken, sich behandeln zu lassen, da sie trotz ihrer Zurückhaltung gegenüber engen Beziehungen im Allgemeinen durchaus gut funktionieren, und sie machen sich auch nicht allzu große Sorgen darüber, dass man ihnen ihre psychische Störung anmerken könnte.

Die schizotypische Störung ist gekennzeichnet durch Eigentümlichkeiten des Auftretens, des Verhaltens und der Sprache sowie durch Verzerrungen des Denkens, die denen der Schizophrenie ähneln. Dazu können seltsame Überzeugungen gehören, magisches Denken (beispielsweise die Meinung, dass Worte die Welt beeinflussen – „Wenn man vom Teufel spricht, dann ist er nicht weit"), Argwohn, zwanghaftes Grübeln und Wahrnehmungsveränderungen. Personen mit einer schizotypischen Störung erleben zwischenmenschliche Kontakte oft als schwierig und beängstigend, da sie andere Menschen als übelwollend und potenziell bedrohlich empfinden. Das kann dazu führen, dass sie „Beziehungsideen" (jedoch keinen Beziehungswahn) entwickeln; hierbei handelt es sich um frei flottierende Überzeugungen bzw. eine verzerrte Wahrnehmung von zufälligen Vorkommnissen und äußeren Ereignissen. Es kann z. B. sein, dass sie das Gefühl haben, fremde Personen im Bus würden sich hinter ihrem Rücken Zeichen geben oder über sie reden; oder sie können glauben, dass Verkehrszeichen speziell für sie aufgestellt wurden, um ihnen eine besondere und ungewöhnliche Botschaft zu übermitteln. Enge Beziehungen sind sowohl bei der schizotypischen als auch bei der schizoiden Persönlichkeitsstörung problematisch und selten; aber während das soziale Rückzugsverhalten bei der schizotypischen Störung auf eine ausgeprägte Angst vor anderen Menschen, insbesondere vor unbekannten Personen, zurückgeht, liegt bei der schizoiden Störung überhaupt kein Verlangen nach sozialen Interaktionen vor. Im Vergleich zur Allgemeinbevölkerung entwickeln Personen mit einer schizotypischen Störung mit größerer Wahrscheinlichkeit eine Schizophrenie oder eine andere psychotische Störung. Daher wurde die schizotypische Störung früher auch als „latente Schizophrenie" bezeichnet.

Cluster B umfasst die antisoziale, die Borderline-, die histrionische und die narzisstische Persönlichkeitsstörung. Bevor Kurt Schneider in den 1920er Jahren das Konzept der Persönlichkeitsstörung so erweiterte, dass es auch diejenigen einschloss, die unter ihrer „Abnormität" leiden, waren Persönlichkeitsstörungen mehr oder minder gleichbedeutend mit antisozialer Persönlichkeitsstörung. Die antisoziale Persönlichkeitsstörung ist bei Männern viel stärker verbreitet als bei Frauen. Die Hauptmerkmale sind die Missachtung und Verletzung der Rechte anderer, gesellschaftlicher Regeln und Normen sowie eine ausgeprägte Gleichgültigkeit gegenüber den Gefühlen anderer Menschen. Personen mit einer antisozialen Persönlichkeitsstörung sind leicht reizbar und aggressiv, handeln impulsiv, empfinden keine Reue und sind nicht in der Lage, aus Erfahrungen zu lernen. Für gewöhnlich fällt es ihnen leicht, soziale Kontakte zu knüpfen und Beziehungen einzugehen, und sie können durchaus einen oberflächlichen Charme entwickeln (man spricht vom „charmanten Psychopathen"); doch ihre Beziehungen sind meist leidenschaftlich, turbulent und von kurzer Dauer. Da die antisoziale Persönlichkeitsstörung die psychische Störung ist, die am häufigsten mit Kriminalität einhergeht, ist die Wahrscheinlichkeit groß, dass die Betroffenen strafrechtlich auffallen und im Laufe ihres Lebens immer wieder ins Gefängnis kommen. Zwar kann man eine Persönlichkeitsstörung erst im Erwachsenenalter diagnostizieren; es wird jedoch davon ausgegangen, dass Anzeichen für eine antisoziale Persönlichkeitsstörung bereits in der Kindheit vorhanden sind. Zu den Prädiktoren gehören Bettnässen, Tierquälerei und Pyromanie (impulsive Brandstiftung zur Bedürfnisbefriedigung oder zur Entspannung). Nach John M. MacDonald, der 1963 einen Artikel über den Zusammenhang zwischen bestimmten Verhaltensmerkmalen in der Kindheit und späterer Gewaltdelinquenz veröffentlichte, bezeichnet man das gemeinsame Vorkommen dieser drei Merkmale als „MacDonald-Triade".

Bei der Borderline-Persönlichkeitsstörung liegt eine ausgeprägte Instabilität des Selbstbildes bzw. der Selbstwahrnehmung vor. Die Betroffenen haben ein chronisches Gefühl von Leere und große Angst vor dem Verlassenwerden. Zu den Merkmalen der Borderline-Persönlichkeit gehört ein Muster intensiver, aber instabiler Beziehungen, emotionaler Instabilität und impulsiver Verhaltensweisen. Wut- und Gewaltausbrüche (vor allem in Reaktion auf Kritik), Suiziddrohungen und Selbstverletzungsverhalten sind verbreitet, weswegen Betroffene häufig mit Allgemeinärzten, Notfallmedizinern und Psychiatern in Kontakt kommen. Die Bezeichnung „Borderline-Persönlichkeitsstörung" verortet die Störung auf der Grenze (borderline) zwischen neurotischen (Angst-)Störungen, psychotischen Störungen (wie der Schizophrenie) und der bipolaren affektiven Störung. Es wurde behauptet, dass die Borderline-Persönlichkeitsstörung bei Frauen deswegen stärker verbreitet ist, weil sie mit größerer Wahrscheinlichkeit Opfer sexuellen Missbrauchs in der Kindheit werden. Feministinnen haben dem jedoch entgegengesetzt, dies liege eher daran, dass Frauen, die Wut und promiskuitives Verhalten zeigen, mit größerer Wahrscheinlichkeit als Borderline-Persönlichkeit diagnostiziert werden. Dagegen wird Männern, die das gleiche Verhalten zeigen, eher eine antisoziale Persönlichkeit diagnostiziert. Der folgende Fall ist ein typisches Beispiel für eine Borderline-Persönlichkeitsstörung aus der Sicht eines Notfallmediziners:

> Die 28-jährige G. L. wurde in die Notaufnahme gebracht, nachdem sie bei einem Streit mit ihrem Freund, der gedroht hatte, sie zu verlassen, spontan eine Überdosis Tabletten genommen hatte. Der Freund der Patientin berichtet, sie habe 16 Paracetamol-Tabletten geschluckt, als er die Wohnung verlassen wollte. Dabei habe sie geschrien: „Ich hasse dich! Sieh mich an, ich werde sterben, und du bist schuld!" Aus früheren Arztberichten geht hervor, dass sie nach einem ähnlichen Streit vor drei Monaten schon einmal eine Überdosis genommen hat. Die Patientin hat schon alle möglichen Arten von Medikamenten genommen. Vor neun Monaten hat sie einen schweren Verkehrsunfall gebaut. An der Universität hat sie drei Seminare vorzeitig abgebrochen und auch keine Arbeitsstelle länger als sechs Monate behalten. Beim Verlassen der Notaufnahme ist sie nicht mehr wütend, sondern freut sich darauf, von ihrem Freund zum Essen eingeladen zu werden.

Der histrionischen Persönlichkeit mangelt es an Selbstwertgefühl, was dazu führt, dass sie von der Aufmerksamkeit anderer abhängig ist und nach Bestätigung heischt. Histrioniker neigen zu Theatralik und Selbstdarstellung (tatsächlich leitet sich der Begriff von dem lateinischen Wort *histrio*, „Schauspieler", ab); damit versuchen sie, Aufmerksamkeit auf sich zu ziehen und im Mittelpunkt zu stehen. Personen mit einer histrionischen Persönlichkeit sind meist sehr um ihr äußeres Erscheinungsbild bemüht und versuchen, andere durch ihr Auftreten zu beeindrucken. Durch ihre übertriebene (und manchmal auch ermüdende) Zurschaustellung von Gefühlen und durch ihr provokantes oder unangemessen sexuell verführerisches Verhalten können sie andere Menschen leicht in Verlegenheit bringen. Weil sie ständig auf der Suche nach An- und Aufregung sind und Impulsen oder Eingebungen folgen, setzen sie sich eventuell selbst dem Risiko aus, einen Unfall zu verursachen oder ausgebeutet zu werden. Ihr Umgang mit anderen Menschen wirkt oft unaufrichtig oder oberflächlich, was sich auf ihre sozialen und Liebesbeziehungen auswirkt. Auf Kritik, Zurückweisung, Verlust oder Misserfolg reagieren sie sehr empfindlich und geraten leicht in einen Teufelskreis, denn je mehr sie sich zurückgewiesen fühlen, desto histrionischer werden sie; und je histrionischer sie werden, desto mehr fühlen sie sich zurückgewiesen.

Die narzisstische Persönlichkeitsstörung ist nach Narziss, einem außergewöhnlich schönen Jüngling aus der griechischen Mythologie, benannt. Die bekannteste Version dieser Sage stammt von Ovid. Darin prophezeit Tiresias, der blinde Seher von Theben, dem jungen Narziss „ein langes Leben", sollte dieser „sich nicht selbst erkennen". Die Nymphe Echo, die lediglich die letzten der an sie gerichteten Worte wiederholen kann, verliebt sich in Narziss. Eines Tages, als Narziss auf der Hirschjagd ist, folgt ihm Echo durch die Wälder. Trotz ihres starken Verlangens kann sie ihn nicht ansprechen. Als Narziss ihre Schritte hört, ruft er laut aus: „Ist jemand hier?", worauf Echo erwidert: „Hier, hier!" Als sie sich schließlich zeigt und Narziss stürmisch umarmen will, verhöhnt er sie und stößt sie zurück. Echo verbringt ihr restliches Leben damit, seinetwegen zu weinen, bis von ihr nur noch der Widerhall ihrer Stimme übrig ist. Eines Tages kommt Narziss an eine Quelle und will seinen Durst stillen. Als er sich im Wasser sieht, verliebt er sich in sein eigenes Spiegelbild. Aber jedes Mal, wenn er sich niederkniet, um sein Spiegelbild zu küssen, verschwimmt es. Zugleich wird Narziss immer durstiger, kann aber aus Angst, den Anblick seines Spiegelbilds zu verlieren, das Wasser nicht berühren. Am Ende erkennt Narziss, dass er in sich selbst verliebt ist, und geht an der Ausweglosigkeit seiner Lage zugrunde. Er stirbt und verwandelt sich in eine Narzisse.

Für die Geschichte des Narziss gibt es keine einfache Erklärung. Was könnte Ovid damit gemeint haben? Wie viele andere Blinde in der klassischen Mythologie kann Tiresias in sich „hineinsehen" und auf diese Weise Selbsterkenntnis gewinnen. Diese Selbsterkenntnis befähigt ihn dazu, nicht nur sich selbst, sondern auch andere Menschen zu verstehen und so in die Zukunft zu „sehen". Doch was meint er mit seiner vagen Prophezeiung, dass Narziss „ein langes Leben" haben würde, sollte er „sich nicht selbst erkennen"? Vielleicht meint er ganz wörtlich, dass Narziss lange leben wird, wenn er sich nicht in sich selbst verliebt. Oder subtiler, dass Narziss, wenn er sich erst einmal selbst „erkannt" hat und sich und andere (einschließlich Echo) versteht, nicht mehr Narziss sein kann; und so wird er als Blume wiedergeboren. Interessanterweise geht aber auch Echo an ihrem Verlangen nach Narziss zugrunde. Da sie unfähig ist, mit ihm zu sprechen, entzieht sich Narziss ihrer Liebe ebenso wie sich das Spiegelbild Narziss entzieht. Die narzisstische Persönlichkeit ist gekennzeichnet durch ein Gefühl von Großartigkeit und dem übermäßigen Bedürfnis nach Bewunderung. Narzissten sind oft neidisch auf andere bzw. glauben, andere seien neidisch auf sie. Es mangelt ihnen an Empathie, und sie neigen dazu, andere auszunutzen, um ihre Ziele zu erreichen. Auf andere Menschen können Narzissten egoistisch, kontrollierend, intolerant, selbstsüchtig und unsensibel wirken. Dabei ist ihr Selbstwertgefühl in der Regel sehr brüchig. Auf vermeintliche Kränkungen oder Demütigungen reagieren sie mit destruktiver Wut oder trotzigen Gegenangriffen; eine solche Reaktion wird manchmal auch als „narzisstische Wut" bezeichnet; für diejenigen, gegen die sich diese Wut richtet, kann sie desaströse Folgen haben.

Cluster C umfasst die vermeidend-selbstunsichere, die dependente und die zwanghafte Persönlichkeitsstörung. Menschen mit einer vermeidend-selbstunsicheren Persönlichkeit sind sozial gehemmt und fühlen sich anderen unterlegen. Aus Angst vor Kritik, Missbilligung oder Zurückweisung vermeiden sie soziale Situationen, solange sie sich der unkritischen Haltung anderer Menschen nicht sicher sein können. Selbst in engen Beziehungen sind sie zurückhaltend und vermeiden es, Risiken einzugehen. Die vermeidend-selbstunsichere Persönlichkeitsstörung hängt eng mit Angststörungen zusammen. Oft haben die Betroffenen in der Kindheit eine tatsächliche oder wahrgenommene Ablehnung durch Eltern oder Gleichaltrige erfahren. Studien deuten darauf hin, dass Menschen mit einer vermeidend-selbstunsicheren Persönlichkeitsstörung übermäßig auf ihre inneren Reaktionen und die Reaktionen anderer Menschen achten. Das hält sie davon ab, sich auf natürliche Weise und selbstsicher auf eine soziale Situation einzulassen. Es kann zu einem Teufelskreis kommen: Je mehr diese Menschen ihre inneren Reaktionen überwachen, desto unzulänglicher fühlen sie sich; und je unzulänglicher sie sich fühlen, desto stärker überwachen sie ihre inneren Reaktionen. Oft bräuchte es nur ein wenig Selbstvergessenheit, um diesen Teufelskreis zu durchbrechen.

Die dependente Persönlichkeitsstörung ist durch mangelndes Selbstvertrauen und ein übermäßiges Bedürfnis nach Fürsorge gekennzeichnet. Die Betroffenen haben große Schwierigkeiten, alltägliche Entscheidungen zu treffen, und die wichtigen Lebensentscheidungen überlassen sie lieber anderen. Sie haben große Angst vor dem Verlassenwerden und tun alles Erdenkliche, um Beziehungen abzusichern und aufrechtzuerhalten. Menschen mit einer dependenten Persönlichkeit empfinden sich selbst als unzulänglich und hilflos; sie ziehen es vor, die Verantwortung für sich selbst anderen Personen zu übertragen, die sie beschützen. Oft idealisieren sie diese „Schutzengel" als kompetent und machtvoll und sind bereit, sich ihrem Willen zu unterwerfen. Dementsprechend verhalten sie sich ihnen gegenüber devot oder selbstaufopfernd. Menschen mit dependenter Persönlichkeit verkehren oft mit Personen mit einer Cluster-B-Persönlichkeitsstörung, weil diese die bedingungslos hohe Wertschätzung genießen, die ihnen entgegengebracht wird. Insgesamt bewahren sich Menschen mit einer dependenten Persönlichkeitsstörung eine naive und kindliche Haltung und zeigen nur begrenzt Einsicht in ihr eigenes Verhalten oder in das der anderen. Dadurch sind sie aber auch einem erhöhten Risiko ausgesetzt, missbraucht oder ausgebeutet zu werden.

Die zwanghafte Persönlichkeitsstörung (auch anankastische Persönlichkeitsstörung) ist charakterisiert durch eine übermäßige Beschäftigung mit Details, Regeln, Listen, Ordnung, Organisation oder Plänen; der Perfektionismus ist so extrem, dass er die Betroffenen bei der Erledigung ihrer Aufgaben behindert. Diese Menschen widmen sich gänzlich der Arbeit und der Produktivität und vernachlässigen darüber Freizeitaktivitäten und Freundschaften. Menschen mit zwanghafter Persönlichkeit sind meist übermäßig gewissenhaft, skrupulös, rigide, kontrollierend, humorlos und geizig. Ihr hohes Angstniveau gründet sich auf einem wahrgenommenen Mangel an Kontrolle über ein Universum, das sie nicht verstehen. Je mehr sie es kontrollieren wollen, desto stärker scheint es sich ihrer Kontrolle zu entziehen. Eine logische Folge davon ist, dass sie Grauzonen nur schwer ertragen und dazu neigen, alles schwarz oder weiß zu sehen; Handlungen und Überzeugungen erscheinen ihnen daher entweder als absolut richtig oder als absolut falsch (ein Abwehrmechanismus des Ichs, der als „Spaltung" bezeichnet wird). Ihre rigide und kompromisslose Haltung gegenüber Freunden, Arbeitskollegen und Angehörigen führt zwangsläufig dazu, dass ihre sozialen Beziehungen angespannt sind.

Obwohl Persönlichkeitsstörungen keine psychische Krankheit wie die Schizophrenie oder die bipolare Störung sind, führen sie dennoch – definitionsgemäß – zu „Leid oder Beeinträchtigungen". Schätzungen zufolge sind etwa zehn Prozent der Menschen von Persönlichkeitsstörungen betroffen, wenngleich diese Zahl am Ende davon abhängt, wo Psychiater die Grenze zwischen einer „normalen Persönlichkeit" und einer Persönlichkeit ziehen, die zu „Leid oder Beeinträchtigungen" führt. Die zehn allgemein anerkannten Persönlichkeitsstörungen zu charakterisieren, ist schwierig genug, aber sie zuverlässig zu diagnostizieren, ist noch viel schwieriger. Wie weit müssen beispielsweise Persönlichkeitsmerkmale von den soziokulturellen Erwartungen und Normen abweichen, bevor man sie einer Persönlichkeitsstörung zuordnen kann? In welchem Maße müssen sie zu Leid oder Beeinträchtigungen führen? Und was zählt alles zu „Leid oder Beeinträchtigungen"? Die Antworten auf diese Fragen sind notgedrungen sehr subjektiv. Die Diagnose einer Persönlichkeitsstörung kann durch persönliche Antipathie, Vorurteile oder ein Aufeinanderprallen von Wertvorstellungen beeinflusst werden. Deshalb sind viele der Auffassung, eine Persönlichkeitsstörung sei nichts weiter als ein geeignetes psychiatrisches Etikett für unerwünschte Personen und soziale Abweichler.

Obwohl Persönlichkeitsstörungen „Leid oder Beeinträchtigungen" zur Folge haben können, führen sie auch zu außergewöhnlichen Leistungen. Im Jahr 2005 veröffentlichten Belinda Board und Katarina Fritzon von der University of Surrey einen Artikel, in dem sie Persönlichkeitsstörungen bei psychisch kranken Straftätern im Hochsicherheitskrankenhaus Brockmann mit Persönlichkeitsstörungen bei Managern der oberen Ebene verglichen. Wie sich herausstellte, wiesen die Manager mit größerer Wahrscheinlichkeit eine der drei folgenden Persönlichkeitsstörungen auf: histrionische Persönlichkeitsstörung, narzisstische Persönlichkeitsstörung und zwanghafte Persönlichkeitsstörung. Es wäre also denkbar, dass Menschen von potenziell fehlangepassten Persönlichkeitsmerkmalen auch profitieren können. Beispielsweise sind Menschen mit einer histrionischen Persönlichkeitsstörung oft Meister darin, andere einzuwickeln und zu manipulieren. Möglicherweise fällt es ihnen dadurch leichter, Geschäftsbeziehungen aufzubauen und aufrechtzuhalten. Menschen mit einer narzisstischen Persönlichkeitsstörung können sehr ehrgeizig, souverän und egoistisch sein und Menschen und Situationen zu ihrem eigenen Vorteil nutzen. Und Personen mit einer zwanghaften Persönlichkeitsstörung können es in einem Unternehmen weit bringen, weil sie sich so stark der Arbeit und der Produktivität widmen. Selbst Personen mit einer Borderline-Persönlichkeitsstörung können manchmal klug und witzig sein und immer im Mittelpunkt stehen. In ihrer Studie beschreiben Board und Fritzon die Manager mit einer Persönlichkeitsstörung als „erfolgreiche Psychopathen" und die Straftäter als „erfolglose Psychopathen". Es kann durchaus sein, dass sehr erfolgreiche Menschen und verwirrte Psychopathen mehr gemeinsam haben, als man zunächst meint. Der amerikanische Psychologe und Philosoph William James (1842–1910) hat es vor mehr als 100 Jahren so formuliert: „Die Zustände des Verrücktseins, des Irreseins, die Geisteskrankheit, der Verlust des seelischen Gleichgewichts, die psychopathische Degeneration (um nur ein paar der vielen gebräuchlichen, synonym verwendeten Ausdrücke zu benutzen) besitzen gewisse Eigentümlichkeiten und Neigungen, die, wenn sie in Kombination mit besonderen intellektuellen Fähigkeiten innerhalb eines Individuums auftreten, es wahrscheinlicher machen, dass dieser Mensch in seiner Zeit auffällig wird und Spuren hinterlässt, als wenn er weniger neurotisch veranlagt wäre."

Intelligenz allein ist noch kein Garant für Erfolg, denn Erfolg erfordert auch Merkmale wie Ehrgeiz, Motivation und soziale Fertigkeiten – Merkmale, die besonders stark ausgeprägt sein können, wenn sie ihre Wurzeln in einer Persönlichkeitsstörung haben. Es wird davon ausgegangen, dass Persönlichkeitsstörungen aus einem Zusammenspiel von genetischen Faktoren und frühen traumatischen Lebenserfahrungen entstehen, etwa dem Verlust der Eltern, emotionaler oder körperlicher Misshandlung oder sexuellem Missbrauch. Bei Menschen, die solch ein frühes traumatisches Erlebnis hatten, können starke Gefühle der Verzweiflung, der Hilflosigkeit und der Wertlosigkeit zurückbleiben. Später im Leben versuchen sie möglicherweise, solche Gefühle durch Leistung und Erfolg zu kompensieren. Beispielsweise können sie das Bedürfnis haben, von Fremden anerkannt zu werden, weil sie sich durch ihre Eltern nicht anerkannt fühlten; oder sie versuchen, andere Menschen zu kontrollieren, weil sie als Kind keine Kontrolle darüber hatten, was ihnen widerfuhr. Dieser Antrieb für Leistung und Erfolg in Kombination mit der Fähigkeit, Misserfolgen zu trotzen, und Persönlichkeitsmerkmalen, die aus Verlust und Trauma entstehen, kann sie später in die obersten Ränge der Gesellschaft katapultieren. Bei einer groß angelegten Studie*, bei der fast 700 herausragende Persönlichkeiten untersucht wurden, fand man heraus, dass 45 Prozent vor dem Alter von 21 Jahren ein Elternteil verloren hatten. Dieser sogenannte „Waisenkind-Effekt" scheint bei kreativen Menschen besonders deutlich ausgeprägt zu sein. Eine andere Studie** untersuchte eine Stichprobe von Schriftstellern und fand heraus, dass 55 Prozent vor dem Alter von 15 Jahren ein

Elternteil verloren hatten. Ein kreativer Visionär und ein verwirrter Psychopath können nicht nur sehr unterschiedliche Persönlichkeitsmerkmale aufweisen, sondern auch viele Persönlichkeitsmerkmale gemein haben. Aber während Letzterer unter ihnen leidet, nutzt Ersterer sie offenbar (auch) auf produktive Weise.

Im Grunde genommen gibt es kaum jemanden, der nicht unter seiner Persönlichkeit – oder zumindest unter bestimmten Merkmalen seiner Persönlichkeit – „leidet oder dadurch beeinträchtigt" wird. Eine schüchterne Person mag es als sehr belastend empfinden, vor Publikum zu sprechen, und vermeidet deshalb öffentliche Auftritte. Eine leicht reizbare Person verliert die Beherrschung und bereut später, sich selbst und anderen wehgetan zu haben. Eine redselige Person ist nicht in der Lage, stundenlang still in der Bibliothek zu sitzen, und fällt schließlich in der Klausur durch. Jeder leidet darunter, wer er ist. Obwohl es schwierig, wenn nicht unmöglich ist, solches Leiden zu vermeiden, ist es durchaus möglich, dem einen gewissen Wert beizumessen, da sich einem dadurch Möglichkeiten für die persönliche Entwicklung eröffnen. Der blinde Seher Tiresias konnte in sich „hineinsehen" und seine Selbsterkenntnis nutzen, um nicht nur sich selbst, sondern auch andere Menschen zu verstehen und „in ihre Zukunft zu sehen". In ähnlicher Weise zwingt uns das, was uns beeinträchtigt und worunter wir leiden, in uns hineinzuschauen und Selbsterkenntnis zu erlangen. Diese Selbsterkenntnis ermöglicht uns nicht nur, uns selbst besser zu verstehen, sondern auch andere Menschen, das Universum und unsere Rolle darin. Auf diese Weise verwandelt sich unser Leben in eine Reise, eine Reise ohne Ende vielleicht, aber eine Reise, die Mittel zum Zweck ist. So gesehen können Leid und Beeinträchtigungen unserem Leben einen tiefen Sinn verleihen.

Was aber wäre, wenn der Mensch gar nicht unter seiner Persönlichkeit leiden würde? Was wäre, wenn wir eine „ideale Persönlichkeit" hätten? In der *Nikomachischen Ethik* merkt Aristoteles über das Verhalten der Menschen an: „Die Edlen sind es auf einfache Art, die Schlechten aber auf alle Arten", was so viel heißt wie: Menschen können auf vielerlei Weise schlecht sein, aber nur auf eine einzige Weise gut. Gäbe es so etwas wie eine ideale Persönlichkeit, könnte es nur eine einzige ideale Persönlichkeit geben, d. h., alle Menschen mit einer idealen Persönlichkeit hätten die gleiche Persönlichkeit. Mit einer idealen Persönlichkeit wären die Menschen quasi gottgleich; aber Gott lässt sich weder begreifen noch definieren, und folglich lässt er sich auch nicht ändern oder verbessern, und dasselbe würde auch für die Menschen gelten. Dagegen haben Menschen mit einer Persönlichkeitsstörung viele Möglichkeiten der Selbstverbesserung oder, um mit Aristoteles zu sprechen, der Verfeinerung von „Tugend und Verstand". Um noch einmal auf die Reisemetapher zurückkommen, so können sich diese Menschen auf eine längere und farbenfrohere Reise begeben; und die Erfahrungen, die sie dabei machen, lassen sie am Ende vielleicht sehr viel weiter kommen. Die Romane, die wir am liebsten lesen, sind ohne Ausnahme jene, in denen der Protagonist nach einer beschwerlichen „Reise" und vielen Prüfungen am Ende „Tugend und Verstand" entwickelt. Ohne das gäbe es keine Geschichte, keine Reise und kein Leben.

Nach der psychoanalytischen Theorie von Freud setzt sich der psychische Apparat des Menschen aus drei Instanzen zusammen: „Ich", „Es" und „Über-Ich". Die Abwehrmechanismen des Ichs sind unbewusste Prozesse, die wir dazu nutzen, die Angst zu zerstreuen, die aufkommt, wenn das, was wir wirklich sind (unser unbewusstes „Es"), in Konflikt gerät mit dem, was wir zu sein glauben, bzw. mit dem, was wir sein sollten (unser bewusstes „Über-Ich" oder Gewissen). Beispielsweise kann sich ein Mann auf der unbewussten Ebene von einem anderen Mann angezogen fühlen, diese Anziehung jedoch auf der bewussten Ebene als völlig inakzeptabel empfinden. Er hat nun mehrere Möglichkeiten: 1.) Er weigert sich schlichtweg, sich einzugestehen, dass er diesen Mann anziehend findet. 2.) Er nimmt oberflächlich Gedanken oder Verhaltensweisen an, die der Tatsache, dass er diesen Mann attraktiv findet, diametral entgegengesetzt sind. Beispielsweise geht er zusammen mit seinen Freunden in die Kneipe, hämmert mit der Faust auf den Tresen und gibt sich besonders „männlich". 3.) Er überträgt oder „projiziert" die Anziehung, die der Mann auf ihn ausübt, auf jemand anders und beschimpft ihn als „schwul" (die Äußerungen kleiner Kinder sind in diesem Zusammenhang oft sehr aufschlussreich, weil sie nach dem Prinzip „Spieglein, Spieglein an der Wand" und „Du bist das, was du sagst" verfahren). In jedem Fall nutzt der Mann einen von drei häufigen Abwehrmechanismen des Ichs: Leugnung, Reaktionsbildung und Projektion. Man kennt eine ganze Reihe solcher Abwehrmechanismen, und die Art und Weise, wie wir sie nutzen, ist Ausdruck unserer Persönlichkeit. Obwohl wir nicht umhinkommen, Abwehrmechanismen einzusetzen, können wir eine gewisse Einsicht darüber erlangen, wie wir sie einsetzen. Diese Selbsterkenntnis befähigt uns dazu, besser zu verstehen, was mit uns und um uns herum geschieht, und schlicht das Beste daraus zu machen.

Der oben geschilderte Fall des latenten Homosexuellen veranschaulicht die Abwehrmechanismen der Leugnung, Reaktionsbildung und Projektion. Leugnung ist die Weigerung, sich bestimmte, unannehmbare Aspekte der Realität einzugestehen. Oft wird das mit Verdrängung verwechselt; wer etwas verdrängt, „vergisst" unannehmbare Emotionen, Gedanken und Erinnerungen. Verdrängung wird auch gerne mit Verzerrung verwechselt; dabei wird die Realität so umgeformt, dass sie zu den eigenen inneren Bedürfnissen passt. Beispielsweise kann eine Person von ihrem Vater grün und blau geschlagen worden sein. Sie ist aber nicht mehr imstande, dies zu erinnern (Verdrängung), und sieht ihren Vater als warmen und liebevollen Menschen (Verzerrung). Ein Wissenschaftler mit einer narzisstischen Persönlichkeitsstörung kann der festen Überzeugung sein, dass seine Forschungen von bahnbrechender Bedeutung sind, und dabei vergessen, dass er einige seiner Ergebnisse gefälscht hat (Verdrängung). Zugleich kann er der festen Überzeugung sein, dass er nur deswegen keinen Preis erhalten hat und auch nicht befördert wurde, weil seine Kollegen ihn um seine bahnbrechenden Forschungen beneiden (Verzerrung). Von Reaktionsbildung spricht man, wenn jemand Verhaltensweisen annimmt, die seinen unannehmbaren Empfindungen diametral entgegengesetzt sind. Projektion bezeichnet die Übertragung der eigenen unannehmbaren Emotionen auf andere Menschen. Ein spektakulärer Fall, bei dem Reaktionsbildung möglicherweise eine Rolle gespielt hat, ist der des Kongressabgeordneten Mark Foley aus Florida. Als Vorsitzender des Ausschusses für vermisste und ausgebeutete Kinder brachte Foley ein Gesetz ein, um Kinder besser vor der Ausbeutung durch Erwachsene im Internet zu schützen. Später stellte sich jedoch heraus, dass Foley einem Jugendlichen sexuell eindeutige elektronische Botschaften geschickt hatte. Damit war seine politische Karriere beendet.

Wie bereits erwähnt, reagiert die zwanghafte Persönlichkeit auf das Gefühl, die Dinge nicht unter Kontrolle zu haben, mit Angst und Kompromisslosigkeit. Hier kommt der Abwehrmechanismus der „Spaltung" ins Spiel, der im Übrigen sehr verbreitet ist. Spaltung kann definiert werden als die gedankliche Einteilung von Überzeugungen, Handlungen, Objekten oder Personen in gut und böse, indem man sich selektiv auf ihre positiven oder negativen Eigenschaften konzentriert. Dieser Mechanismus lässt sich z. B. in der amerikanischen Politik beobachten, wenn Mitglieder der Demokratischen Partei Mitgliedern der Republikanischen Partei vorwerfen, sie seien engstirnig und hätten nur ihre eigenen Interessen im Kopf, und umgekehrt, wenn Republikaner Demokraten als selbstgerechte Nichtsnutze karikieren. Spaltung lindert die Angst, die daraus entsteht, dass wir das Universum nicht verstehen. Durch Spaltung vereinfachen und schematisieren wir das Universum und machen es somit begreifbar.

Zu Spaltung kommt es auch in Gruppen, wenn die Mitglieder der eigenen Gruppe als Menschen mit überwiegend positiven Merkmalen angesehen werden, während die Mitglieder anderer Gruppen als Menschen mit überwiegend negativen Merkmalen betrachtet werden. Ein weiteres Phä-

nomen, das in Gruppen auftritt, ist das „Gruppendenken"
(auch „Groupthink"). Streng genommen ist Gruppendenken kein Abwehrmechanismus. Doch das Phänomen ist so
bedeutsam, dass man es erwähnen sollte. Gruppendenken
tritt auf, wenn eine Gruppe derart nach Einmütigkeit strebt,
dass sie nicht mehr imstande ist, Vorstellungen kritisch zu
überprüfen, zu analysieren und zu bewerten. Infolgedessen
sind die Entscheidungen, zu denen die Gruppe als Gan-
zes gelangt, schlechter als die Entscheidungen, die jedes
einzelne Gruppenmitglied für sich gefällt hätte. Ehepaare
verfallen oft in Gruppendenken, wenn sie beispielsweise
beschließen, ihren Urlaub an einem Ort zu verbringen,
den sich eigentlich keiner der beiden Partner ausgesucht
hätte – aber beide dachten, der andere wolle dorthin fah-
ren. Zu Gruppendenken kommt es, weil Menschen Angst
haben, kritisiert zu werden und die Gruppe durcheinander
zu bringen, indem sie andere kritisieren. Gruppendenken
kann aber auch entstehen, weil das Bewusstsein, Teil einer
Gruppe zu sein, ein unangemessenes Gefühl von Zuversicht und Unverwundbarkeit auslöst. Der Philosoph Ludwig Wittgenstein (1889–1951) bemerkte einmal: „Es ist gut,
dass ich mich nicht beeinflussen lasse." In einem ähnlichen
Sinn schrieb der Historiker Edward Gibbon (1737–1794):
„Einsamkeit ist die Schule des Genies, und die Gleichför-
migkeit eines Werkes verräth [*sic*] die Hand eines einzigen
Künstlers." Mit anderen Worten: Zu viele Köche verderben
den Brei.

Ein Abwehrmechanismus, der der Spaltung ähnelt, ist
die Idealisierung. Dazu gehört, dass die positiven Merkmale von Überzeugungen, Handlungen, Objekten oder
Personen überschätzt und ihre negativen Merkmale unter-

schätzt werden. Das klassische Beispiel für Idealisierung ist das Verliebtsein. Wer verliebt ist, unterschätzt die negativen Eigenschaften des anderen nicht nur, sondern stellt sie sogar als positive und liebenswerte Eigenschaften hin. Natürlich kann das zu einem bösen Erwachen führen; aber es gibt kaum eine bessere Möglichkeit, unsere existenzielle Angst abzubauen, als uns jemanden zu schaffen, der für uns (zumindest vorübergehend) „vollkommen" ist.

Wenn man sich in jemanden verliebt, der unerreichbar ist, könnte es zweckdienlicher sein, diese Liebe zu „intellektualisieren", etwa indem man sie sich als „Idealisierung" vorstellt! Wie die Idealisierung ist auch die Intellektualisierung ein wichtiger Abwehrmechanismus, bei dem abstrakte, emotionslose Begrifflichkeiten verwendet werden, um Angst und Frustration abzubauen. Die Intellektualisierung sollte nicht mit der Rationalisierung verwechselt werden, bei der schwache, aber anscheinend plausible Argumente eingesetzt werden, entweder um Fehler zu rechtfertigen („saure Trauben") oder um sie als „letztlich halb so schlimm" erscheinen zu lassen („süße Zitronen"). Beispielsweise behauptet ein Student, er sei wegen eines Fehlurteils des Prüfers durchs Examen gefallen (saure Trauben), aber das verpatzte Examen habe ihm mehr Zeit gegeben, über seine berufliche Zukunft nachzudenken (süße Zitronen). In Wirklichkeit ist er durchs Examen gefallen, weil er mit dem Lernstoff nicht zurechtkam. Doch diese Version der Ereignisse ist so wenig schmeichelhaft, dass sie einfach inakzeptabel ist.

Niemand kommt umhin, die Abwehrmechanismen des Ichs zu gebrauchen; aber einige Abwehrmechanismen gelten gemeinhin als nützlicher bzw. „reifer" als andere. Wenn

Sie beispielsweise wütend auf ihren Chef sind und deswegen zu Hause Ihren Hund treten, so nennt man das „Verschiebung"; wenn Sie sich stattdessen beim Tennisspielen ablenken, spricht man von „Sublimierung". Bei der Sublimierung werden negative Gefühle in nützliche Aktivitäten wie Studium, Sport oder Kunst kanalisiert. Im Vergleich zur Verschiebung gilt die Sublimierung gemeinhin als ein weitaus reiferer Abwehrmechanismus des Ichs. Bei der Verschiebung werden negative Gefühle lediglich von der Person, der sie ursprünglich galten, auf eine andere Person oder, wie in unserem Beispiel, auf ein Tier verschoben.

Es gibt eine ganze Reihe weiterer reifer Abwehrmechanismen des Ichs, die den oben beschriebenen beigeordnet werden können. So wird beispielsweise der Altruismus als eine Form der Sublimierung beschrieben, bei der eine Person ihre Angst bewältigt, indem sie sich selbst zurückstellt und anderen hilft (diese Sichtweise ist allerdings umstritten). Indem sie sich auf die Bedürfnisse anderer Menschen konzentrieren, sind Altruisten in bestimmten Berufen (etwa im medizinischen oder schulischen Bereich) imstande, ihre eigenen Bedürfnisse hintanzustellen. Umgekehrt empfinden es Personen, die behinderte oder ältere Menschen pflegen, oft als zutiefst beängstigend und belastend, wenn ihnen diese Rolle plötzlich genommen wird. Ein weiterer reifer Abwehrmechanismus des Ichs ist Humor. Wenn man erkennt, wie absurd oder lächerlich bestimmte Emotionen, Ereignisse oder Situationen sind, kann man sie neu einordnen und in einen weniger bedrohlichen Kontext stellen; dadurch wird die Angst, die sie auslösen, abgebaut. Wenn Menschen so viel lachen, liegt das zweifellos daran, dass sie unter den Lebewesen das am weitesten entwickelte

Unbewusste haben. Und von Freud selbst weiß man, dass er der Meinung war, es gäbe keinen Witz im eigentlichen Sinn; Witze seien vielmehr ein Schlüssel zum Unbewussten. Die Menschen lachen am meisten über ihre Fehler und Defizite und über die schwierigen Herausforderungen, denen sie begegnen. Dabei geht es etwa um ihre personale Identität, ihre sozialen und sexuellen Beziehungen, um Tod und Bedeutungs- oder Sinnlosigkeit.

Weiter oben auf der Stufenleiter der reifen Abwehrmechanismen des Ichs befindet sich die Askese. Dazu gehört, dass man die Bedeutsamkeit dessen leugnet, was man fürchtet und wonach man strebt, und somit die eigentliche Grundlage der Angst leugnet. Der österreichische Psychoanalytiker Wilhelm Stekel (1868–1940) glaubte, dass Angst die Furcht vor dem eigenen Selbst sei. Wenn man die Bedeutsamkeit des Selbst leugnen kann, dann kann man auch die Grundlage für die Angst leugnen. Die Menschen in den modernen Gesellschaften sind ängstlicher als die Menschen in den traditionellen Gesellschaften bzw. die „Menschen von einst". Das liegt zweifellos daran, dass in den modernen Gesellschaften dem Selbst zu viel Bedeutung beigemessen wird. In einer der heiligsten Schriften der Hindus, der Bhagavadgita – dem „Gesang des Erhabenen" – weigert sich Prinz Ardschuna, gegen eine eng verwandte Fürstenfamilie ins Feld zu ziehen, weil er keine Blutsverwandten und Freunde töten will. Da erscheint ihm der Gott Krishna in Gestalt eines Streitwagenlenkers und fordert ihn auf, seine Kriegerpflicht zu erfüllen und zu kämpfen. Die Männer auf dem Schlachtfeld seien ohnehin dazu verdammt, wie alle Menschen eines Tages zu sterben. Ihr Tod sei belanglos, weil nur ihre Leiber getötet würden, das Geistige in ihnen aber unsterblich sei. Ihr Fortleben, so Krishna, hänge nicht von ihrem Körper oder von ihrer Inkarnation ab:

> Nie war die Zeit, da ich nicht war,
> Und du und dieser Fürsten Schar,
> Nie kommt der Tag, da wir nicht sind,
> Im Lauf der Zeit herbei fürwahr.
> Denn wie die Seele jetzt im Leib
> Zum Knaben, Jüngling, Greise wird,
> So lebt sie auch im neuen Leib:
> Das glaubt der Weise unbeirrt.
>
> Gott Krishna, *Bhagavadgita*

Der reifste aller Abwehrmechanismen des Ichs ist wohl die Vorwegnahme der Zukunft. Zur Antizipation gehört, Selbsterkenntnis zu erlangen und sie wie der blinde Prophet Tiresias dazu zu nutzen, Gefühle und Reaktionen vorherzusagen oder sie vorwegzunehmen". In der Antike war das bedeutendste aller Orakel das Orakel von Delphi. An einer Säule im Vorhof des dortigen Apollon-Tempels stand eine Mahnung, die aus zwei Worten bestand:

Γνῶθι σεαυτόν (**Gnōthi seautón**)
Erkenne dich selbst!

2

Schizophrenie – der Preis des Menschseins

Wenn Sie zu Gott sprechen, nennt man das „Beten". Wenn
Gott zu Ihnen spricht, nennt man das „Schizophrenie".

Thomas Szasz

Die Bezeichnung „Schizophrenie" wurde im Jahr 1911 von
dem Schweizer Psychiater Paul Eugen Bleuler (1857–1939)
geprägt und leitet sich vom griechischen Wort „schizein"
(spalten) und „phren" (Seele, Geist, Bewusstsein) ab. Obwohl sich die Menschen die Schizophrenie oft irrtümlicher-
weise als eine gespaltene Persönlichkeit vorstellen, wollte
Bleuler mit dem Begriff eigentlich auf eine „Assoziations-
lockerung" bzw. die „Zersplitterung" von Gedanken und
Gefühlen anspielen.

Robert Louis Stevensons berühmter Roman *Der seltsame*
Fall des Dr. Jekyll und Mr. Hyde (1886) hat viel dazu beigetragen, den Begriff der „gespaltenen Persönlichkeit" zu popu-
larisieren; manchmal spricht man auch von „multipler Persönlichkeitsstörung". Die multiple Persönlichkeitsstörung
ist jedoch eine ausgesprochen seltene Krankheit, die in
keinerlei Zusammenhang mit der Schizophrenie steht. Die
übergroße Mehrheit der Psychiater bekommt nie einen Fall
von multipler Persönlichkeitsstörung zu sehen, und viele

© Springer-Verlag GmbH Deutschland, ein Teil von Springer Nature 2011
N. Burton, *Der Sinn des Wahnsinns – Psychische Störungen verstehen*,
https://doi.org/10.1007/978-3-662-58782-9_2

meinen, dass es so etwas überhaupt nicht gibt. Menschen mit Schizophrenie mögen Stimmen hören oder seltsame Überzeugungen haben, die den Anschein erwecken, dass sie die Verfügungsgewalt über ihr Selbst verloren haben;

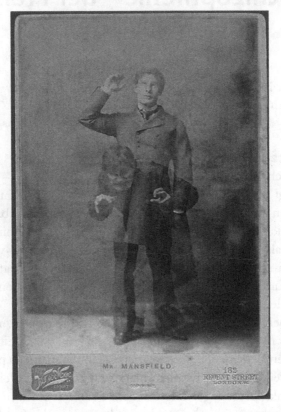

Abb. 2.1 Doppelt belichtetes Foto (1895) von Richard Mansfield, der in einer frühen Bühnenversion von Stevensons Roman sowohl die Rolle des Dr. Jekyll als auch die des Mr. Hyde spielte. Menschen mit Schizophrenie verwandeln sich nicht plötzlich in eine ganz andere Person, die nicht wiederzuerkennen ist.

deswegen haben sie aber keine „gespaltene Persönlichkeit".
Anders als Dr. Jekyll verwandeln sich Menschen mit einer
Schizophrenie nicht plötzlich in eine ganz andere Person,
die nicht mehr wiederzuerkennen ist.

Der Begriff „Schizophrenie" hat viel zur Verwirrung
beigetragen, was das Wesen dieser Störung angeht; aber
Bleuler hatte ursprünglich beabsichtigt, damit die ältere, sogar noch irreführendere Bezeichnung „Dementia praecox"
(„vorzeitige Demenz") zu ersetzen. Dieser Begriff geht
auf den deutschen Psychiater Emil Kraepelin (1856–1926)
zurück, der fälschlicherweise annahm, dass die Störung
nur bei jungen Menschen auftrete und unvermeidlich zum
geistigen Verfall führe. Bleuler war in beiden Punkten anderer Meinung und gab der Störung einen neuen Namen,
der ihrem Wesen stärker gerecht werden sollte. Er war der
Meinung, dass die Schizophrenie gerade nicht zu geistigem
Verfall, sondern zu einer Schärfung der Sinne und zu einem
erhöhten Bewusstsein für Erfahrungen und Erinnerungen
führe.

Obwohl Kraepelins Auffassung von der Schizophrenie
vielleicht fehlerbehaftet war, war er der Erste, der sie von
anderen Formen der Psychose abgrenzte, vor allem von den
affektiven Psychosen, die bei affektiven Störungen wie etwa
der Manie oder der Depression auftreten. Zwar gilt Kraepelin als der „Entdecker" der Schizophrenie, doch archäo-
logische Funde zeigen, dass sich die Menschen schon vor
Jahrtausenden die Schädel aufbohrten, möglicherweise um
böse Geister entweichen zu lassen, und dass die Störung
vielleicht tatsächlich so alt ist wie die Menschheit selbst.

Die älteste verfügbare Beschreibung einer Störung, die
der Schizophrenie stark ähnelt, ist im antiken ägyptischen

Ebers-Papyrus enthalten und geht auf das Jahr 1550 v. Chr. zurück. Im Altertum stellten sich die Menschen „Wahnsinn" (ein Begriff, den sie unterschiedslos für alle Formen der Psychose verwendeten, einschließlich der Schizophrenie, der depressiven Psychose und der manischen Psychose) nicht im Sinne einer psychischen Störung vor, sondern als Strafe Gottes oder als Besessenheit durch Dämonen bzw. durch den Teufel. Belege dafür stammen aus dem Alten Testament und hier insbesondere aus dem ersten Buch Samuel. Dort wird erzählt, wie König Saul von einem „bösen Geist" befallen wird, nachdem er seine religiösen Pflichten vernachlässigt und damit den Zorn Gottes auf sich gezogen hat. Die Tatsache, dass David auf seiner Harfe spielt, damit Saul sich besser fühlt, deutet darauf hin, dass die Menschen schon in der Antike der Auffassung waren, psychische Störungen ließen sich mit Erfolg behandeln.

> Der Geist des Herrn aber wich von Saul, und ein böser Geist vom Herrn machte ihn sehr unruhig. (…) Wenn nun der böse Geist des Herrn über Saul kam, so nahm David die Harfe und spielte darauf mit seiner Hand. So erquickte sich Saul, und es ward besser mit ihm, und der böse Geist wich von ihm.
>
> 1 Samuel 16,14 und 16,23

In der griechischen Mythologie und in den Epen von Homer stellt man sich Wahnsinn ebenfalls als eine Strafe der Götter vor. So bestraft die eifersüchtige Hera den Herakles, indem sie Wahnsinn über ihn sendet und ihn dazu bringt, seine Frau und seine Kinder zu töten; und Agamemnon vertraut Achilles an, Zeus habe ihm „die Besinnung weg-

genommen". Es sollte tatsächlich bis zur Zeit des griechischen Arztes Hippokrates (460–377 v. Chr.) dauern, bis
psychische Störungen erstmals zum Gegenstand wissenschaftlicher Überlegungen wurden. Hippokrates war der
Auffassung, dass die Ursache von psychischen Störungen
ein Ungleichgewicht der vier Körpersäfte (Blut, Schleim,
schwarze und gelbe Galle) sei. Eine Depression zum Beispiel gehe auf ein Übermaß an schwarzer Galle (*melaina
chole*) zurück und könne dadurch geheilt werden, dass man
das Gleichgewicht der Körpersäfte mithilfe von speziellen
Diäten, Abführmitteln, Aderlass und anderen Behandlungen wiederherstellt. Dem heutigen Leser mögen die Vorstellungen von Hippokrates weit hergeholt, vielleicht sogar
exzentrisch erscheinen, aber im viertem Jahrhundert vor
Christus waren sie ein bedeutsamer Fortschritt gegenüber
der Vorstellung vom Wahnsinn als Strafe Gottes oder als
Besessenheit durch Dämonen. Der griechische Philosoph
Aristoteles (384–322 v. Chr.) und später der römische Arzt
Galen (129–200 n. Chr.) erweiterten Hippokrates' Theorien über die Säfte und die darauf basierende Unterschei-
dung von Temperamenten (Sanguiniker, Phlegmatiker, Me-
lancholiker und Choleriker). Aristoteles und Galen spielten
eine wichtige Rolle dabei, in Europa das vorherrschende
medizinische Modell zu etablieren.

Menschen sollten wissen, dass vom Gehirn, und nur vom
Gehirn, unser Vergnügen, Freude, Heiterkeit und Humor,
aber auch unsere Traurigkeit, Schmerz, Bestürzung und
Tränen ausgehen. (...) Es ist wiederum dieses, welches
uns verrückt oder wahnsinnig macht, das Schrecken und

Angst verursacht (…). Diese Dinge, an denen wir leiden, kommen alle von dem Gehirn.

Hippokrates, *Über die heilige Krankheit*

Im antiken Rom lehnten der Arzt Äskulap (124–40 v. Chr.) und der Staatsmann und Philosoph Cicero (106–43 v. Chr.) Hippokrates' Theorien über die Säfte und die Temperamente ab und behaupteten, dass beispielsweise die Melancholie nicht auf ein Übermaß an schwarzer Galle zurückzuführen sei, sondern auf Emotionen wie Wut, Furcht und Kummer. Leider begann der Einfluss von Äskulap und Cicero im ersten Jahrhundert nach Christus zu schwinden, und der römische Arzt Celsus (25 v. Chr. – 50 n. Chr.) propagierte wieder die Vorstellung vom Wahnsinn als göttliche Strafe oder dämonische Besessenheit. Diese Vorstellung wurde später durch den Aufstieg des Christentums und den Zusammenbruch des großen, aber zu dieser Zeit bereits im Untergang begriffenen römischen Reiches gestützt.

Im Mittelalter kam der Religion ein zentraler Stellenwert bei der Heilung von körperlichen und seelischen Krankheiten zu, und neben dem mittelalterlichen Hospiz oder „Asyl", wie etwa dem Bethlehem (einem berühmten Asyl in London), verwandelten sich auch Klöster in Behandlungsstätten für psychische Störungen. Das soll nicht heißen, dass Hippokrates' Theorien zu den Säften und den Temperamenten verdrängt worden waren; vielmehr wurden sie ins vorherrschende christliche Dogma übernommen und entsprechend angepasst. Tatsächlich hatten ältere Behandlungen wie Abführmittel und Aderlass neben den Gebeten und der Beichte weiterhin Bestand.

Während des Mittelalters überdauerten die klassischen Vorstellungen in nichtchristlichen Zentren wie Bagdad und Damaskus. Im Abendland sorgte unter anderem der Heilige Thomas von Aquin (1224–1274) im 13. Jahrhundert für ihre Wiederbelebung, wobei man nun verstärkt zwischen Körper und Seele trennte. Damit wandte man sich in der Wissenschaft von der platonischen Metaphysik der Christenheit ab und dem aristotelischen Empirismus zu. Diese Bewegung bildete das Fundament für die Renaissance und später für die Aufklärung. Die Verbrennung der sogenannten Häretiker – oft Menschen, die unter psychotischen Störungen wie Schizophrenie oder unter einer manisch-depressiven Erkrankung litten – setzte in der frühen Renaissance ein und erreichte ihren Höhepunkt im 14. und 15. Jahrhundert. In der Schrift *De Praestigiis Daemonum* (*Von den Blendwerken der Dämonen*, 1563) wurde erstmals behauptet, dass die „Verrücktheit" der Häretiker nicht auf eine Strafe Gottes oder auf eine Besessenheit durch den Teufel zurückging, sondern dass sie natürliche Ursachen hatte. Es überrascht vielleicht nicht, dass die Kirche das Buch verbot und seinen Autor, Johann Weyer, beschuldigte, ein Hexenmeister zu sein. Vom 15. Jahrhundert an wurde die Autorität der Kirche durch bahnbrechende wissenschaftliche Erkenntnisse wie jene des Astronomen Galilei (1564–1642) und des Anatomen Vesalius (1514–1564) zunehmend infrage gestellt. Das Zentrum der Aufmerksamkeit und das Hauptinteresse der Forschung verlagerte sich allmählich von Gott zum Menschen und vom Himmel zur Erde.

Trotz der wissenschaftlichen Entwicklungen in der Renaissance hatten Hippokrates' Theorien zu den Säften und Temperamenten bis ins 17. und 18. Jahrhundert Bestand;

sie wurden durch Molière (1622–1673) in Stücken wie dem *Eingebildeten Kranken* und dem *Arzt wider Willen* verspottet. Vertreter des Empirismus wie John Locke (1632–1704) in England und Denis Diderot (1713–1784) in Frankreich stellten diesen Stand der Dinge infrage, indem sie argumentierten, dass Verstand und Gefühle durch Sinnesempfindungen beeinflusst würden. Auch in Frankreich begann der Arzt Philippe Pinel (1745–1826) psychische Störungen aus einem neuen Blickwinkel zu betrachten. Für ihn waren sie weniger das Ergebnis von Vererbung und physiologischer Schädigung als die Folge von psychischen und sozialen Belastungen. Ein Meilenstein in der Geschichte der Psychiatrie war Pinels Werk *Philosophisch-medicinische Abhandlung über Geistesverwirrungen oder Manie* (1801). Hierin forderte Pinel einen humaneren Ansatz bei der Behandlung psychischer Erkrankungen. Zu dieser sogenannten „moralischen Behandlung" gehörte auch der Respekt vor dem Patienten, eine vertrauensvolle Arzt-Patient-Beziehung, weniger Reize, Routineaktivitäten und der Verzicht auf die altertümlichen hippokratischen Behandlungsmethoden. Etwa zur gleichen Zeit wie Pinel in Frankreich gründeten William und Henry Tuke (Vater und Sohn) in England das York Retreat, die erste Einrichtung „für die humane Behandlung der Geisteskranken" auf den britischen Inseln.

Im 19. Jahrhundert führte die Hoffnung auf erfolgreiche Heilmethoden dazu, dass überall in Nordamerika, in Großbritannien und in vielen Ländern Kontinentaleuropas psychiatrische Krankenhäuser entstanden. Im Unterschied zu den mittelalterlichen Asylen versorgten diese Anstalten die „armen Irren" gemäß den Prinzipien der moralischen Behandlung. Wie Pinel vor ihm versuchte Jean Étienne Dominique

Esquirol (Pinels Schüler und Nachfolger als Chefarzt des Hôpital Salpêtrière in Paris), eine Klassifikation der psychischen Störungen zu erstellen. Sein Werk *Die Geisteskrankheiten in Beziehung zur Medizin und Staatsarzneikunde* (1838) wird als erste moderne Abhandlung der klinischen Psychiatrie angesehen. Ein halbes Jahrhundert später stellte Kraepelin seine bahnbrechende Klassifikation der psychischen Störungen auf und unterschied erstmals zwischen der „Dementia praecox" (Schizophrenie) und den affektiven Psychosen. Er unterschied darüber hinaus drei klinische Erscheinungsformen der Schizophrenie: die paranoide (gekennzeichnet durch Wahnvorstellungen und Halluzinationen), die hebephrene (gekennzeichnet durch unangemessene emotionale Reaktionen und Verhaltensweisen) und die katatone (gekennzeichnet durch extreme Unruhe oder Unbeweglichkeit sowie seltsame Manierismen und Körperhaltungen). Seine Klassifikation der psychischen Störungen, das *Kompendium der Psychiatrie* (1883) ist ein Vorläufer der modernen Klassifikationen psychischer Störungen wie dem *Diagnostischen und Statistischen Manual Psychischer Störungen* (aktuell DSM-IV-TR) und der *Internationalen Klassifikation psychischer Störungen* (aktuell ICD-10). Sowohl die ICD-10 als auch das DSM-IV beruhen auf wissenschaftlicher Forschung und auf Expertenmeinungen, die ICD-10 vor allem auf internationalen Beratungen und internationalem Konsens. Hier werden nicht nur die unterschiedlichen psychischen Störungen aufgelistet, sondern auch die Kriterien, aufgrund derer die Diagnose gestellt werden sollte.

Sigmund Freud (1856–1939) und seine Schüler hatten einen großen Einfluss auf die Psychiatrie des 20. Jahrhunderts. In der zweiten Hälfte des 20. Jahrhunderts war die Mehrheit der Psychiater in den USA (aber *nicht* in Groß-

britannien) der Auffassung, dass psychische Störungen wie
etwa die Schizophrenie das Ergebnis unbewusster Konflik-
te seien, die auf die Kindheit zurückgehen. Ein Leiter des
US-amerikanischen National Institute of Mental Health
formulierte es so: „Zwischen 1945 und 1955 war es nahezu
unmöglich, dass ein Nichtpsychoanalytiker Leiter einer Psy-
chiatrieabteilung oder Professor für Psychiatrie wurde." Im
letzten Teil des 20. Jahrhunderts kamen die bildgebenden
Verfahren in der Hirnforschung, die genetischen Untersuchungen und pharmakologische Durchbrüche wie etwa das
erste Antipsychotikum Chlorpromazin auf. Dadurch kehrte sich die Entwicklung um: Das psychoanalytische Modell
psychischer Störungen wurde weitgehend aufgegeben, und
man kehrte zu einem eher biologischen Modell zurück, dem
sogenannten Neo-Kraepelin'schen Modell. Heute erkennen
die Psychiater an, dass psychische Störungen auf mehrere
Faktoren zurückgehen. Und verschiedene Behandlungsansätze sollten nicht als Konkurrenz, sondern als gegenseitige
Ergänzung gesehen werden.

***

Aus Furcht davor, missverstanden oder stigmatisiert zu werden, sprechen auch heute noch viele Menschen mit Schizophrenie und deren Angehörige nicht offen über ihren Zustand. Diese bedauerliche Situation könnte den Eindruck
erwecken, die Schizophrenie sei ein seltenes Phänomen.
Tatsächlich beträgt jedoch die Wahrscheinlichkeit, dass ein
Mensch in seinem Leben eine Schizophrenie entwickelt,
etwa ein Prozent, und die meisten Menschen kennen mindestens eine Person mit dieser Störung. Die Schizophrenie
kann in jedem Lebensalter auftreten, typischerweise jedoch

im frühen Erwachsenenalter. In der Kindheit oder in der frühen Adoleszenz ist sie eher selten. Im Unterschied zu Angststörungen und depressiven Störungen, die häufiger bei Frauen auftreten, sind von Schizophrenie etwa genauso viele Frauen wie Männer betroffen. Bei Männern manifestiert sie sich jedoch früher und nimmt meist einen schwereren Verlauf. Die Schizophrenie gibt es in allen Gesellschaften, allen Kulturen und allen Ethnien, doch man findet sie eher in Großstädten und in städtischen Gebieten als im ländlichen Bereich. Die Gründe dafür sind unklar: Es könnte sein, dass die Belastung durch das Leben in der Stadt das Risiko für die Störung erhöht, oder dass Menschen mit der Störung unterm Strich dazu neigen, aus ländlichen in städtische Gebiete zu ziehen. Interessanterweise ist die Prognose für Menschen mit Schizophrenie in traditionellen Gesellschaften insgesamt günstiger als in modernen Gesellschaften. Dies mag daran liegen, dass Menschen in traditionellen Gesellschaften toleranter gegenüber psychischen Störungen sind und psychisch kranke Mitglieder eher in ihre Gemeinschaft integrieren und unterstützen können.

Die Symptome der Schizophrenie sind zahlreich, und man kennt eine solche Vielfalt von Kombinationen und Schweregraden, dass es unmöglich ist, „einen typischen Fall von Schizophrenie" zu beschreiben. Auf kurze Sicht können die Symptome kommen und gehen, wobei die Person sowohl gute als auch schlechte Tage hat. Langfristig kann sich der Schwerpunkt von einer Gruppe von Symptomen auf eine andere verlagern; dadurch sind die Betroffenen und ihre Betreuungspersonen mit unterschiedlichen Herausforderungen konfrontiert. Die Symptome der Schizophrenie werden für gewöhnlich in drei Gruppen eingeteilt: positive

Tab. 2.1 Symptome der Schizophrenie

positive Symptome	Wahnvorstellungen $\left.\vphantom{\begin{array}{c}a\\b\end{array}}\right\}$ psychotische Symptome Halluzinationen
kognitive Symptome	Schwierigkeiten mit Aufmerksamkeit, Konzentration und Gedächtnis
negative Symptome	quantitative und/oder qualitative Beeinträchtigungen des Denkens, der Sprache und des Sprechens (Gedanken- und Sprachverarmung, verminderte Redemenge) eingeschränkte Bandbreite der Emotionen (Affektverflachung) oder unangemessene Emotionen (z. B. Lachen in ernsten Situationen) Trieb- und Motivationsverlust sozialer Rückzug

Symptome, kognitive Symptome und negative Symptome; dies wird detailliert in Tab. 2.1 beschrieben.

Die positiven Symptome der Schizophrenie umfassen Halluzinationen und Wahnvorstellungen, die den Betroffenen in der Regel ebenso real erscheinen, wie sie für alle anderen irreal sind. Die positiven Symptome gelten als Hauptkennzeichen der Störung, und in ihrer frühen Phase sind sie meist das markanteste Merkmal. Häufig werden die positiven Symptome durch belastende Situationen ausgelöst, wie etwa durch das Zerbrechen einer Beziehung, das Verlassen des Elternhauses für ein Studium oder durch die Einnahme von Drogen (hierbei handelt es sich allerdings um eine Form von biologischer Belastung, nicht um eine psychische Belastung).

Psychiater definieren Halluzination allgemein als eine Sinneswahrnehmung, die auftritt, ohne dass ein Reiz vorhanden ist. Mit Halluzinationen kann einhergehen, dass man Dinge hört, sieht, riecht, schmeckt oder fühlt, die real gar nicht vorhanden sind; bei der Schizophrenie kommt es am häufigsten zu akustischen Halluzinationen wie Stimmenhören. Diese Stimmen können entweder direkt *zu* dem Betroffenen sprechen (Stimmen in der zweiten Person – „du") oder *über* ihn (Stimmen in der dritten Person – „er"). Die Stimmen sind oft sehr belastend, insbesondere wenn sie den Betroffenen bedrohen oder wenn sie laut und aufdringlich sind. Stellen Sie sich vor, Sie sind in einem geschlossenen Raum, in dem gleichzeitig das Radio und der Fernseher in voller Lautstärke laufen, und Sie versuchen, ein normales Gespräch zu führen. Die halluzinierten Stimmen sind aber nicht grundsätzlich belastend. Manche Menschen mit Schizophrenie gewöhnen sich an ihre Stimmen und erleben sie sogar als tröstend oder beruhigend. Dies ist vor allem dann der Fall, wenn es die Stimmen von alten Bekannten, toten Vorfahren oder „Schutzengeln" sind.

Wahnphänomene werden von Psychiatern definiert als feste Überzeugungen, die der Logik oder der Überzeugung nicht zugänglich sind und die nicht zum kulturellen oder religiösen Hintergrund der betroffenen Person gehören. Obwohl die Wahnvorstellungen selbst nicht immer bizarr sind, sondern auch Situationen beinhalten können, die im Bereich des Möglichen liegen (z. B. verfolgt, infiziert oder betrogen zu werden), ist der Prozess, über den die Betroffenen zu diesen Vorstellungen gelangen, nicht plausibel. Bei der Schizophrenie sind „Wahnthemen" wie Verfolgung, Kontrolle oder Verschwörung am häufigsten; diese Vorstellungen können aber auch zusammen mit anderen Wahnthemen auftreten. Häufige Wahnthemen und Beispiele werden in Tabelle 2.2 angeführt.

Tab. 2.2   Wahnthemen bei der Schizophrenie

Verfolgungs-wahn	Zentrales Wahnthema: Man wird verfolgt, verleumdet, betrogen, oder andere haben sich gegen einen verschworen. Beispiel: Man wird vom Geheimdienst ausspioniert oder von Außerirdischen vergiftet.
Kontrollwahn	Zentrales Wahnthema: Die eigenen Gefühle, Gedanken oder Handlungen werden durch eine äußere Kraft kontrolliert. Beispiel: Außerirdische stehlen einem die eigenen Gedanken und ersetzen sie durch fremde.
Beziehungs-wahn	Zentrales Wahnthema: Objekte, Ereignisse oder andere Personen haben eine besondere und ungewöhnliche Bedeutung für die eigene Person. Beispiel: Man erhält kodierte Botschaften von Außerirdischen, während man sich eine Sendung im Radio anhört.
Größenwahn	Zentrales Wahnthema: Man hat einen besonderen Status, eine wichtige Bestimmung oder besondere Fähigkeiten. Beispiel: Man ist der intelligenteste Mensch auf der Erde und dazu auserwählt, sie vor dem Klimawandel zu bewahren. Größenwahn kommt häufiger bei der manischen Psychose als bei der Schizophrenie vor.
Religiöser Wahn	Zentrales Wahnthema: Man hat eine besondere Beziehung zu Gott oder zu einer übernatürlichen Macht. Beispiel: Man ist der nächste Messias oder man wird vom Teufel verfolgt.
Schuldwahn	Zentrales Wahnthema: Man hat ein Verbrechen begangen oder schwer gesündigt. Beispiel: Man ist persönlich für einen Terroranschlag verantwortlich und hat deswegen eine schwere Bestrafung verdient.

Tab. 2.2 (Fortsetzung)

Nihilistischer Wahn	Zentrales Wahnthema: Man existiert nicht mehr, oder man wird bald sterben oder eine persönliche Katastrophe erleiden. Manche Personen sind der Überzeugung, dass andere Menschen oder Objekte nicht mehr existieren oder dass die Welt untergeht. Der nihilistische Wahn ist bei der depressiven Psychose verbreiteter als bei der Schizophrenie.
Körperbezogener Wahn	Zentrales Wahnthema: Man ist körperlich krank, oder bestimmte Körperteile sind deformiert. Manche Personen sind der Überzeugung, dass sie aus Körperöffnungen einen üblen Geruch ausströmen oder von Parasiten befallen sind.
Eifersuchtswahn	Zentrales Wahnthema: Der eigene Ehegatte oder Partner ist untreu. Diese Überzeugung wird auch als „Othello-Syndrom" bezeichnet.
Liebeswahn	Zentrales Wahnthema: Man wird von jemandem geliebt, der in Realität unerreichbar ist oder den man persönlich überhaupt nicht kennt. Interessanterweise kommt der Eifersuchtswahn häufiger bei Männern vor, während der Liebeswahn unter Frauen verbreiteter ist; möglicherweise ist dies ein Hinweis darauf, dass Wahnthemen eine gewisse Grundlage in der Evolution des Menschen haben.
Wahnhafte Fehlidentifikation	Zentrales Wahnthema: Menschen, die einem nahe stehen, wurden durch identisch aussehende Doppelgänger ersetzt (Capgras-Wahn) oder sind als Fremde verkleidet (Fregoli-Wahn).

Da insbesondere die positiven Symptome der Schizophrenie den landläufigen Vorstellungen von „Wahnsinn" entsprechen, können Betroffene, bei denen die positiven Symptome besonders ausgeprägt sind, bei anderen Menschen Angst oder Unbehagen auslösen. Solche Reaktionen werden oft durch eine selektive Berichterstattung in den Medien verstärkt. Wenn über psychische Erkrankungen berichtet wird, dann meist in Form von spektakulären Schlagzeilen, die von Tragödien künden, für die Menschen mit einer (meist unbehandelten) psychischen Störung verantwortlich sind. In der Realität geht von Menschen mit Schizophrenie keine größere Fremdgefährdung aus als von der Allgemeinbevölkerung. Viel größer ist die Wahrscheinlichkeit, dass sie sich selbst gefährden, vernachlässigen oder sich emotional, körperlich oder finanziell ausnutzen lassen.

Zu den kognitiven Symptomen der Schizophrenie gehören Schwierigkeiten mit der Konzentration und dem Gedächtnis. Oft fällt es den Betroffenen schwer, Informationen aufzunehmen und zu erinnern, Gedanken zu formulieren und zum Ausdruck zu bringen und gesprochene Sprache zu verstehen. Kognitive Symptome sind oft in der sogenannten Prodromalphase der Schizophrenie vor dem Einsetzen der positiven Symptome erkennbar. Obwohl sie oft weniger markant sind als die positiven Symptome, können sie genauso belastend und beeinträchtigend sein.

Man kann sich die positiven Symptome als eine übermäßige Ausprägung oder Verzerrung der normalen Funktionen vorstellen; dagegen lassen sich die negativen Symptome als eine Verminderung oder den Verlust von normalen Funktionen verstehen. Verglichen mit den positiven Symptomen sind die negativen Symptome gewöhnlich subtiler und weniger leicht erkennbar. Aber sie haben auch länger Bestand und sind tiefgreifender (d. h., sie betreffen verschiedene Funktionsbereiche). In manchen Fällen beherrschen sie das klinische Bild, in anderen sind sie gar nicht vorhanden. In vielen Fällen haben sie über die Remissionsperioden hinweg Bestand, also lange nachdem die positiven Symptome abgeklungen sind. Während dieser Remissionsperioden hängt die Funktionsfähigkeit und die Lebensqualität der Betroffenen davon ab, wie stark die negativen Symptome ausgeprägt sind. Negative Symptome sind oft schwer festzumachen und werden von der Allgemeinheit – und manchmal auch von Verwandten und Betreuungspersonen – häufig als Faulheit oder Aufmüpfigkeit fehlgedeutet. Für Psychiater kann es eine Herausforderung sein, die negativen Symptome der Schizophrenie von den Nebenwirkungen der Antipsychotika oder von den Symptomen einer Depression zu unterscheiden, die oft zusammen mit der Schizophrenie auftritt. Leider sprechen negative Symptome schlecht auf Antipsychotika an und sind folglich schwer zu behandeln.

Der Verlauf einer Schizophrenie kann von Mensch zu Mensch beträchtlich variieren, ist aber oft durch mehrere klar voneinander unterscheidbare Phasen gekennzeichnet. In der akuten Phase, die nur kurze Zeit andauert, treten die positiven Symptome in den Vordergrund, während alle kognitiven und negativen Symptome, die bereits vorhanden sein können, in den Hintergrund treten. An diesem Punkt begibt sich der Betroffene normalerweise in psychiatrische Behandlung. Man beginnt mit der Einnahme von Antipsychotika, und die akute Phase endet, obwohl die Residualsymptome für einige Zeit im Hintergrund weiter bestehen können. Wenn die akute Phase endet, können die kognitiven und negativen Symptome in den Vordergrund treten und das Störungsbild beherrschen. Diese chronische Phase dauert meist länger an, manchmal Monate oder sogar mehrere Jahre. Zu Rückfällen in die akute Phase kann es nach einer Dosisverringerung oder dem Absetzen von Antipsychotika kommen, aber auch durch Alkohol- oder Drogenmissbrauch oder durch belastende Lebensereignisse. Eine vollständige Genesung von der Schizophrenie ist möglich, häufiger ist jedoch der langfristige Verlauf mit Episoden des Rückfalls und des Nachlassens der Symptome. Insgesamt ist die durchschnittliche Lebenserwartung von Menschen mit Schizophrenie um zehn bis zwölf Jahre niedriger als bei der Allgemeinbevölkerung, weil die körperlichen Gesundheitsprobleme zunehmen und das Unfallrisiko und die Suizidrate höher sind. Etwa zehn Prozent der Menschen mit Schizophrenie begehen am Ende Suizid, und die Rate der Suizidversuche ist beträchtlich höher als in der Allgemeinbevölkerung. Das Suizidrisiko ist größer, wenn der Betroffene jung und männlich ist, sich in einer frühen Phase der Krankheit befindet, gute Einsicht in die Störung zeigt, aus einer Familie mit hohem sozioökonomischen Status kommt, eine hohe Intelligenz hat, hohe Erwartungen aufweist, unverheiratet ist, wenig oder keine soziale Unterstützung hat und kürzlich aus dem Krankenhaus entlassen wurde.

Der folgende Fall ist typisch für die akute Phase der Schizophrenie, wenn die positiven Symptome in den Vordergrund treten und ein Punkt der Krise erreicht wird, an dem der Betroffene psychiatrische Hilfe in Anspruch nimmt:

Valerie ist eine 23-jährige Anthropologiestudentin aus Australien, die sich ein Haus mit drei weiteren Studierenden teilt. Ihre Mitbewohner berichten, dass sich Valerie während der letzten sechs Monate seltsam verhalten und seit dem Beginn des Semesters vor vier Wochen nicht eine einzige Vorlesung besucht hat. Vor einem Monat hat sie einen Anruf erhalten und erfahren, dass ihre beste Freundin seit Kindheitstagen bei einem Motorradunfall ums Leben gekommen ist. Seitdem schließt sich Valerie immer öfter in ihr Zimmer ein, schlägt auf die Möbel ein und schreit sich selbst an. Ihre Mitbewohner haben sie schließlich dazu überredet, einen Arzt aufzusuchen.

Als Valerie in das Behandlungszimmer kommt, ist sie so erregt und aufgebracht, dass sie die meisten Fragen des Arztes nicht beantworten kann. Dem Arzt gelingt es jedoch herauszufinden, dass Valerie drei oder vier männliche Stimmen hört, die von außerhalb ihres Kopfes kommen: Die Stimmen sprechen über sie, machen sich über sie lustig, geben ihr die Schuld für die finanziellen Probleme ihrer Familie und kommentieren ihre Gedanken und Handlungen. Laut Valerie handelt es sich um die Stimmen von Männern einer Fallschirmjäger-Spezialeinheit, die von ihren Eltern angeheuert wurden, um sie zu zerstören, indem sie zerstörerische Gedanken in ihren Kopf schleusen, wie etwa die Idee, sich die Pulsadern aufzuschneiden.

Als der Arzt am Ende des Beratungsgesprächs aufsteht, um Valerie die Tür zu öffnen, schreit sie: „Ich habe Ihren Gürtel gesehen, den sie Ihnen gegeben haben, um mich zu überwachen. Ich kann nicht … ich kann nicht mehr gegen sie ankämpfen!", und rennt zum Anmeldebereich der Praxis hinaus.

***

Nachdem man beobachtet hatte, dass fiebrige Krankheiten wie etwa die Malaria psychotische Symptome lindern, wurde die Fiebertherapie im frühen 20. Jahrhundert zu einer beliebten Behandlungsform bei Schizophrenie. Psychiater versuchten, bei ihren Patienten Fieber auszulösen, manchmal sogar mithilfe von Schwefel- oder Ölinjektionen. Weitere beliebte, aber nicht zufriedenstellende Behandlungen waren die Schlaftherapie, die Gastherapie, die Elektrokrampf- oder Elektroschockbehandlung und die präfrontale Leukotomie bzw. Lobotomie. Bei der Lobotomie werden Teile des Frontallappens, die sogenannten limbischen Strukturen (also der Teil des Gehirns, in dem die Emotionen verarbeitet werden) zerstört und die Nervenbahnen zwischen Frontallappen und Thalamus durchtrennt. Leider zielten viele dieser „Behandlungen" stärker darauf ab, das verwirrte Verhalten der Patienten in den Griff zu bekommen, als ihr Leiden zu lindern oder die Krankheit zu heilen. In einigen Ländern, etwa im Deutschland der Nazizeit, führte die Auffassung, dass die Schizophrenie ein „erblicher Defekt" sei, sogar zu solch menschenverachtenden Maßnahmen wie Zwangssterilisierung und Euthanasie. Anfang der 1950-er Jahre wurde erstmals der antipsychotische Wirkstoff Chlorpromazin eingesetzt. Damit begann für viele Menschen mit Schizophrenie eine Ära der Hoffnung und der Verheißung. Mit dem Aufkommen der Antipsychotika wurde die Elektrokrampftherapie immer seltener bei Schizophrenie-Patienten angewandt. Dennoch muss betont werden, dass die moderne Elektrokrampftherapie eine sichere Behandlungsmethode ist, die bei einigen psychischen Störungen sehr wirksam sein kann. Insbesondere

Patienten mit schweren affektiven Symptomen, die auf Medikamente nicht ansprechen, können von dieser Methode profitieren.

Neurotransmitter sind chemische Botenstoffe, die die Gehirnzellen ausschütten, um mit anderen Zellen im Gehirn zu kommunizieren. Nach ihrer Freisetzung binden die Neurotransmitter an spezifische Rezeptoren auf den Zielzellen des Gehirns und lösen so eine Reaktion aus. Nach der Dopaminhypothese der Schizophrenie kommt es aufgrund erhöhter Konzentrationen des Neurotransmitters Dopamin zu positiven Symptomen in einem Teil des Gehirns, den man als den mesolimbischen Trakt bezeichnet (Abbildung 2.2). Die Dopaminhypothese gründet sich im Wesentlichen auf zwei Beobachtungen: Zum einen können Medikamente, die die Dopaminkonzentration im mesolimbischen Trakt erhöhen, wie etwa Amphetamine und Cannabis, die positiven Symptome einer Schizophrenie verschlimmern oder sogar eine schizophrenieähnliche Psychose hervorrufen. Zum anderen blockieren Antipsychotika, die bei der Behandlung der positiven Symptome einer Schizophrenie wirksam sind, die Effekte einer erhöhten Dopaminkonzentration im mesolimbischen Trakt. Nach der Dopaminhypothese wird außerdem davon ausgegangen, dass die negativen Symptome der Schizophrenie auf einer *verminderten* Dopaminkonzentration in einem anderen Teil des Gehirns, dem mesokortikalen Trakt, beruhen. Bezogen auf unser grundlegendes Verständnis der Schizophrenie hat sich die Dopaminhypothese als nützlich erwiesen; doch viele Fassetten und Feinheiten lassen sich damit nicht erklären. Neuere Forschungen zeigen, dass auch eine Reihe an-

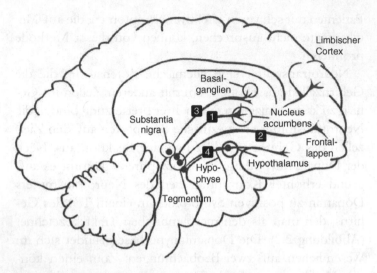

Abb. 2.2 Die Dopaminhypothese der Schizophrenie. Gemäß dieser Hypothese der Schizophrenie sind die positiven Symptome die Folge einer erhöhten Dopaminkonzentration im mesolimbischen Trakt (1), während die negativen Symptome auf einer verminderten Dopaminkonzentration im mesokortikalen Trakt beruhen (2). Die anderen beiden Dopamintrakte im Gehirn sind der nigrostriatale Trakt (3), der bei der Parkinson-Krankheit betroffen ist, und der tuberoinfundibuläre Trakt (4).

derer Neurotransmitter, wie z. B. Glutamat und Serotonin, mit der Störung zu tun haben, obwohl man sich über deren genaue Rolle noch im Unklaren ist. Es ist anzunehmen, dass veränderte Konzentrationen von Dopamin und anderen Neurotransmittern miteinander zusammenhängen. So stellt sich wieder einmal das uralte Problem, was zuerst da war: die Henne oder das Ei.

Antipsychotika sind bei der Behandlung der positiven Symptome einer Schizophrenie deshalb wirksam, weil sie

die Effekte einer erhöhten Dopaminkonzentration im mesolimbischen Trakt blockieren. Leider können sie auch die
Effekte von Dopamin in anderen Gehirntrakten blockieren.
Dies führt zu einer Reihe potenzieller Nebenwirkungen wie
negativen Symptomen, Störungen der willkürlichen Mus-
kelfunktion, Verlust der Libido und Erektionsstörungen.
Antipsychotika können auch die Funktion anderer Neurotransmitter im Gehirn stören, was zu weiteren Nebenwirkungen wie z. B. Sedierung und Gewichtszunahme führen
kann. Weitere verbreitete Nebenwirkungen von Antipsychotika sind die orthostatische Hypotension (Schwindel-
gefühl beim Aufrichten und Stehen) und die sogenannten anticholinergen Nebenwirkungen wie etwa trockener
Mund, verschwommenes Sehen und Verstopfung.

Es gibt kein bestimmtes Gen, das allein für die Schizophrenie verantwortlich ist. Vielmehr gibt es mehrere unabhängige Gene, die gemeinsam dafür verantwortlich sind,
wie anfällig eine Person für diese Störung ist. Wenn jemand
eine starke genetische Disposition für Schizophrenie hat,
aber nie schweren psychischen Belastungen ausgesetzt
ist, kann es sein, dass er nicht an Schizophrenie erkrankt.
Ebenso kann jemand mit einer geringfügigen genetischen
Disposition an Schizophrenie erkranken, wenn er schweren
Belastungen ausgesetzt ist. Beispiele für eine schwere Belastung sind der plötzliche Verlust eines engen Freundes
oder Verwandten bei einem Unfall, schwere Schikanen in
der Schule oder der Konsum von Cannabis (eine Form der
körperlichen, keine emotionale Belastung). Die Ausgangs-
situation ist also die gleiche wie bei vielen anderen Krankheiten, etwa bei Herzerkrankungen oder Diabetes. Wenn
man die Herzerkrankung als Beispiel nimmt, so erbt jeder

Mensch eine bestimmte Genkonstellation, die ihn mehr oder minder für eine Herzerkrankung disponiert. Unabhängig von dieser Disposition wird er mit größerer Wahrscheinlichkeit gesund bleiben, wenn er sich gesund ernährt, regelmäßig Sport treibt und in Maßen Alkohol trinkt. In manchen Fällen kann die genetische Disposition für eine Herzerkrankung so hoch sein, dass man nur wenig tun kann, um sie zu verhindern. Dennoch können Maßnahmen wie eine gesunde Ernährung usw. den Beginn hinauszögern und zu einem besseren Behandlungsergebnis führen.

Normalerweise werden potenziell beeinträchtigende Störungen innerhalb einer Population mit der Zeit immer seltener vererbt, weil die Betroffenen einen „prokreativen Nachteil" (d. h. weniger Kinder) haben; deshalb werden die Gene, die für die Störung verantwortlich sind, allmählich aus der betroffenen Population verdrängt. Die Tatsache, dass dies bei der Schizophrenie nicht geschehen ist, und die verantwortlichen Gene trotz ihrer beeinträchtigenden Auswirkung bei einem signifikanten Anteil der Population bestehen bleiben, bedeutet, dass sie einen wichtigen adaptiven oder evolutionären Vorteil bieten müssen. Dieser Vorteil, so wird behauptet, ist kein geringerer als unsere Fähigkeit, sprachlich zu kommunizieren und kreativ zu sein. Sprache und Kreativität sorgen nicht nur dafür, dass wir uns im Wettbewerb ums Überleben behaupten, sondern unterscheiden uns auch klar von anderen Lebewesen. Sie sind ein wichtiger Teil dessen, was uns als Menschen ausmacht.

Nach Professor Tim Crow von der Oxford University kann der Mensch im Gegensatz zum Tier eine Schizophrenie entwickeln, weil sich im Laufe der Evolution ein Sprachzentrum in der dominanten linken Hälfte des menschlichen Gehirns ausgebildet hat. Diese Funktionslateralisierung führte zu einer anatomischen Asymmetrie im Gehirn und zu subtilen Abweichungen, die uns für psychotische Symptome pradisponieren. Für diese Theorie spricht, dass psychotische Symptome mit einer Verringerung der üblichen Dominanz der linken Hirnhälfte und mit einer vermehrten Aktivierung von Strukturen in der rechten Hirnhälfte einhergehen. Ferner ist bei Kindern mit schlecht lateralisiertem Gehirn („hemisphärischer Indeterminismus") das Risiko, dass sie an Schizophrenie erkranken, größer; diese Kinder zeigen auch häufiger Verhaltensprobleme und Schwierigkeiten mit dem Lesen und mit sozialen Interaktionen.

Wie bereits erwähnt, legt die Theorie von Professor Crow nahe, dass Schizophrenie eine Krankheit ist, die nur den Menschen betrifft, nicht aber die Tiere. Obwohl es möglich ist, Schizophrenie-Symptome im Tiermodell zu reproduzieren, ist es bislang nicht gelungen, die Krankheit selbst oder etwas Ähnliches bei Tieren zu reproduzieren. Zur Kommunikation ist Sprache nicht erforderlich, und viele Tiere kommunizieren sehr wirksam mithilfe von vergleichsweise primitiven Kommunikationsformen. Sprache ermöglicht jedoch Symbolik, Emotionalität und Kreativität. Diese einzigartigen Anlagen machen uns nicht nur zu dem bei Weitem anpassungsfähigsten aller Lebewesen; sie befähigen uns auch dazu, uns mit Dingen wie Kunst, Musik und Religion zu beschäftigen und sind somit ebenfalls ein Teil dessen, was uns als Menschen ausmacht. Wenn unsere Disposition, an Schizophrenie zu erkranken, auf die Evolution der Sprache im menschlichen

Gehirn zurückgeht, dann ist die Schizophrenie buchstäblich der Preis, den wir für unser Menschsein bezahlen. Ich zitiere Professor Crow: „Schizophrenie ist nicht nur *eine* Krankheit der Menschen, vielleicht ist es *die* Krankheit der Menschheit."

> Am Anfang war das Wort, und das Wort war bei Gott, und Gott war das Wort.
>
> Johannes 1,1

Es gibt weitere Beispiele für Gene, die nicht nur für eine Krankheit prädisponieren, sondern auch einen wichtigen adaptiven Vorteil bieten. Bei der Sichelzellenanämie beispielsweise nehmen die roten Blutzellen eine starre Sichelform an und beeinträchtigen so den Blutfluss. Dies führt zu einer Reihe schwerwiegender körperlicher Komplikationen und in traditionellen Gesellschaften zu einer radikal verkürzten Lebenserwartung. Wenn jedoch nur ein Allel eines Sichelzellgens („das Sichelzellmerkmal") vorhanden ist, zeigt der Träger keine Symptome, mehr noch: Malariaparasiten können sich nicht wie üblich innerhalb der roten Blutzellen fortpflanzen, d. h., der Träger ist gegen Malaria immun. Tatsächlich ist das Sichelzellgen in Populationen aus Malariagebieten besonders verbreitet. Offenbar sind beeinträchtigende Krankheiten der Preis, den einige wenige bezahlen, damit die Gesamtpopulation von einem wichtigen adaptiven Vorteil profitieren kann.

Einige sehr kreative Menschen waren oder sind schizophren, darunter Sid Barrett (1946–2006), schon früh die treibende Kraft hinter der Rockband Pink Floyd, John Nash (*1928), der Vater der „Spieltheorie", und Waslaw

Nijinsky (1889–1950), der legendäre Tänzer und Choreograf. Nijinsky litt an einer katatonen Schizophrenie. Im Alter von 21 Jahren gab er sein choreografisches Debüt mit *L'Après-midi d'un faune*, nach einem Musikstück von Claude Debussy. Wegen einer angedeuteten Masturbation war der „Faun" ein Skandal, aber der französische Bildhauer Auguste Rodin, der die Premiere besucht hatte, war von Nijinskys Choreografie begeistert: „Nichts könnte bemerkenswerter sein als der Impuls, mit dem er auf dem Höhepunkt mit dem Gesicht nach unten auf dem befleckten Schleier liegt, ihn küsst und mit leidenschaftlicher Hemmungslosigkeit umarmt (…)." 1919 verschlechterte sich Nijinskys psychische Gesundheit so sehr, dass er nicht mehr tanzen konnte. Und zum Zeitpunkt seines Todes im Jahr 1950 hatte er mehr als 30 Jahre seines Lebens in Kliniken verbracht (das erste antipsychotische Medikament, Chlorpromazin, stand erst Anfang der 1950-er Jahre zur Verfügung). Bei John Nash manifestierte sich die Schizophrenie erstmals während seines Promotionsstudiums in Princeton. Trotz langer Klinikaufenthalte konnte Nash seine Studien fortführen und wurde 1994 für seine Spieltheorie mit dem Nobelpreis für Wirtschaftswissenschaften ausgezeichnet. Sylvia Nasars Biografie *Genie und Wahnsinn: Das Leben des genialen Mathematikers John Nash* wurde 2001 unter dem Titel *A Beautiful Mind – Genie und Wahnsinn* mit Russell Crowe in der Hauptrolle verfilmt. Bei Nash und Nijinsky handelt es sich zweifellos um außergewöhnliche Fälle. Die meisten Menschen mit Schizophrenie sind durch die Erkrankung stark beeinträchtigt. Selbst hochkreative Menschen mit Schizophrenie sind für gewöhnlich nicht während der aktiven Phasen der Störung besonders kreativ, sondern vor ihrem Beginn und in den späteren Remissionsphasen.

Viele hochkreative Menschen sind zwar nicht selbst von Schizophrenie betroffen, haben aber enge Verwandte, bei denen das der Fall ist oder war. So zum Beispiel der Physiker Albert Einstein (dessen Sohn an Schizophrenie litt), der Philosoph Bertrand Russell (dessen Sohn ebenfalls schizophren war) und der Schriftsteller James Joyce (dessen Tochter schizophren war). Dies dürfte kein Zufall sein, und zahlreiche Studien deuten darauf hin, dass die Verwandten von Menschen mit Schizophrenie in der Tat eine überdurchschnittlich ausgeprägte kreative Intelligenz haben. Einer Theorie zufolge weisen sowohl Menschen mit Schizophrenie als auch ihre nichtschizophrenen Verwandten nur eine geringe Funktionslateralisierung im Gehirn auf. Was für Erstere von Nachteil ist, erweist sich für Letztere als Vorteil: Dadurch, dass die rechte Hirnhälfte verstärkt genutzt und somit die Kommunikation zwischen der rechten und der linken Hirnhälfte intensiviert wird, nimmt ihre Kreativität zu. Eine verbesserte Kommunikation zwischen den beiden Hirnhälften tritt auch bei Menschen mit Schizophrenie auf. Aber ihre gedanklichen und sprachlichen Prozesse sind gewöhnlich zu desorganisiert, als dass sie einen produktiven Nutzen daraus ziehen könnten.

In manchen Fällen können Verwandte von Schizophrenen der Schizophrenie so nahe kommen, dass sie die Kriterien einer „schizotypischen Störung" (Kap. 1) erfüllen. Obwohl dies meist nicht der Fall ist, kann es in betroffenen Familien zu einer Häufung von leicht schizotypischen Persönlichkeitsmerkmalen (z. B. divergentes oder idiosynkratisches Denken) kommen, die Kreativität begünstigen.

Folley und Park führten an der Vanderbilt University zwei Experimente durch, bei denen die kreativen Denkprozesse von Personen mit Schizophrenie mit denen von Personen mit schizotypischen Persönlichkeitsmerkmalen und mit einer Kontrollgruppe verglichen wurden. Im ersten Experiment wurden die Versuchsteilnehmer gebeten, neue Funktionen für Haushaltsgegenstände zu erfinden. Während die Teilnehmer mit Schizophrenie und die Teilnehmer aus der Kontrollgruppe ähnliche Leistungen zeigten, erwiesen sich die Teilnehmer mit schizotypischen Persönlichkeitsmerkmalen als kreativer. Im zweiten Experiment wurden die Versuchsteilnehmer noch einmal gebeten, sich neue Funktionen für Haushaltsgegenstände auszudenken; sie sollten aber auch eine einfache Kontrollaufgabe ausführen, während der die Aktivität in den Präfrontallappen mithilfe bildgebender Verfahren überwacht wurde. Zwar setzten alle drei Gruppen bei kreativen Aufgaben beide Hirnhälften ein; verglichen mit den Teilnehmern mit Schizophrenie und mit denen der Kontrollgruppe wies die rechte Hirnhälfte bei den Teilnehmern mit schizotypischen Persönlichkeitsmerkmalen jedoch eine stark erhöhte Aktivierung auf. Für Folley und Park stützten diese Ergebnisse die Theorie, dass der stärkere Einsatz der rechten Hirnhälfte und damit die bessere Kommunikation zwischen den Hirnhälften mit einer erhöhten Kreativität in Populationen zusammenhängen könnte, die zu einer Psychose neigen.

Im selben Jahr rekrutierten Nettle und Clegg von der University of Newcastle upon Tyne 425 Personen aus der Allgemeinbevölkerung und aus kreativen Berufsgruppen und testeten sie auf schizotypische Persönlichkeitsmerkmale, künstlerische Produktivität und Erfolg bei der Partnersuche. Die Forscher fanden heraus, dass Personen, die in höherem Maße „ungewöhnliche Erfahrungen" und „impulsiven Nonkonformismus" aufwiesen, eine größere künstlerische Produktivität und mehr Sexualpartner hatten. Diejenigen, die im künstlerischen Bereich arbeiteten, hatten im Durchschnitt 5,5 Partner verglichen mit einem Durchschnitt von nur etwas mehr als vier Partnern bei den weniger kreativen Studienteilnehmern. Das kann daran liegen, dass sehr kreative Menschen als sexuell attraktiver gelten oder dass sie stärker dazu neigen, sexuelle Impulse auszuleben. Auf jeden Fall könnte dies eine Erklärung dafür sein, wie die Gene, die zur Schizophrenie prädisponieren, trotz ihrer potenziell beeinträchtigenden Auswirkungen selektiert und aufrechterhalten werden.

Psychose ist im Grunde ein Oberbegriff für einen psychischen Zustand, der mit dem Verlust des Realitätskontakts einhergeht und der sich in Wahnvorstellungen oder Halluzinationen äußert. Dieser psychische Zustand wird nicht nur durch Schizophrenie oder durch affektive Störungen wie Depression oder eine manisch-depressive Erkrankung hervorgerufen, sondern auch durch andere psychische Störungen wie etwa die „kurze psychotische Störung"; durch medizinische und neurologische Störungen wie z. B. eine Temporallappenepilepsie, einen Hirntumor, einen Schlaganfall oder eine Demenz; durch Drogen wie Amphetamine, Kokain, Cannabis und LSD; sowie durch emotional intensive oder verwirrende Erfahrungen. Die „kurze psychotische Störung" ähnelt einer akuten Episode der Schizophrenie und ist gekennzeichnet durch Wahnvorstellungen oder Halluzinationen, einen plötzlichen Beginn, eine kurze Dauer von weniger als einem Monat und durch eine vollständige Genesung. In Frankreich bezeichnen Psychiater solch einen Zustand als „akute delirante Episode" (*bouffée délirante aiguë*) und beschreiben sie als einen „Donnerschlag aus heiterem Himmel" (*un coup de tonnerre dans un ciel serein*).

Obwohl eine Psychose ein nichtspezifischer Indikator für eine schwerwiegende Störung sein kann, könnte sie auch das Ende eines Kontinuums normalen Bewusstseins darstellen. Vor allem Halluzinationserfahrungen sind sehr verbreitet; bei einer Erhebung repräsentativer Stichproben* aus der Allgemeinbevölkerung in Großbritannien, Deutschland und Italien berichteten immerhin 38,7 Prozent der Befragten von Halluzinationserfahrungen der einen oder anderen Art. Möglicherweise sind psychotische Symptome nichts weiter als ein Ausdruck von Belastung oder eines schweren oder tiefsitzenden Problems. In manchen Fällen können sie sogar eine normale oder lebensverbessernde Erfahrung sein, wenn Betroffene beispielsweise Stimmen hören und Trost in ihnen finden oder Visionen haben und sie als Inspiration oder als religiöse Offenbarung empfinden.

Zweifellos haben manche Menschen zu einem bestimmten Zeitpunkt in ihrem Leben ungewöhnliche Erfahrungen mit verschiedenen Realitäten und werden durch sie eher bereichert als belastet oder beeinträchtigt. Die Vorstellung, dass Psychose bzw. „Wahnsinn" eng mit Inspiration und Offenbarung zusammenhängt, ist ein alter und wiederkehrender Gedanke, der mindestens bis in die Antike zurückreicht. Beispielsweise lässt Platon Sokrates im Phaidros sagen:

Nun aber werden uns die größten der Güter durch Wahnsinn zuteil, freilich nur einen Wahnsinn, der durch göttliche Gabe gegeben ist. (…) Das aber verdient, als Zeugnis bemerkt zu werden, dass auch die Alten, die die Namen festgesetzt haben, den Wahnsinn weder für schändlich noch für einen Schimpf hielten. Denn nicht würden sie dann die schönste Kunst, durch welche die Zukunft erkannt wird, gerade mit diesem Namen verflechtend Wahnsagekunst (maniken) genannt haben. (…) Die Neueren aber haben sie unschönerweise (…) Wahrsagekunst (mantiken) geheißen. (…) In demselben Maß nun, in welchem die Wahrsagekunst dieser Zeichenkunde, und zwar sowohl der Name dem Namen als die Sache der Sache an Weihe und Würde vorgeht, ist nach dem Zeugnis der Alten auch der Wahnsinn edler als die Besonnenheit, der gottgewirkte als die menschlich bedingte.

Der Gedanke, dass Psychose eng mit Inspiration und Offenbarung zusammenhängt, mag alt sein und immer wieder geäußert werden, aber er ist auch kulturabhängig; denn in unserer Gesellschaft werden Menschen mit auffälligen psychotischen Symptomen mit großer Wahrscheinlichkeit stigmatisiert und isoliert. Im Gegensatz dazu werden dieselben Menschen in vielen traditionellen Gesellschaften möglicherweise als Visionäre und Mystiker angesehen und wegen ihrer besonderen Einsichten und Fähigkeiten verehrt.

Wie oben erörtert, können Menschen mit Schizophrenie und ihre nichtschizophrenen Verwandten aufgrund der verstärkten Nutzung der rechten Hirnhälfte und durch eine vermehrte Kommunikation zwischen der rechten und der linken Hirnhälfte kreativer sein. Interessanterweise kommt die verstärkte Nutzung der rechten Hirnhälfte offenbar

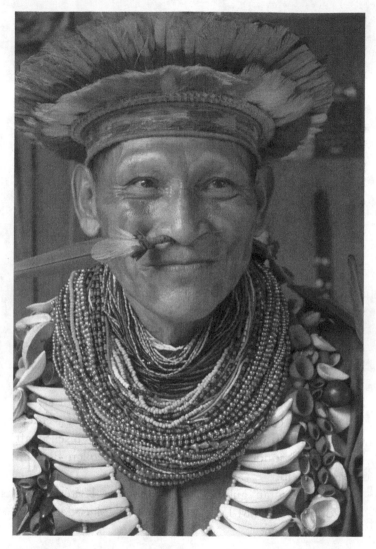

Abb. 2.3 Schamane aus dem Regenwald des Amazonasgebiets

auch bei nichtschizophrenen Menschen vor, die ein hohes Maß an paranormalen und religiösen Überzeugungen haben (Pizzagalli 2000). In traditionellen Gesellschaften umgibt Menschen mit einer Psychose oder mit ausgeprägten paranormalen und religiösen Überzeugungen eine Aura von Spiritualität und Religiosität; diese Aura verleiht ihnen dann den Status eines Schamanen oder eines schamanenähnlichen Wesens. Der Begriff „Schamane" wird im Allgemeinen verwendet, um damit Heiler, Medizinmänner, Seher, Hexenmeister und dergleichen zu bezeichnen – bedeutsame Menschen, zu deren Aufgaben das physische und psychische Heilen gehört, aber auch die Vorhersage des Wetters, der Totemkult, die Kommunikation mit den Geistern und die Besänftigung der Götter. Von daher werden Menschen mit Schizophrenie oder mit schizotypischen Persönlichkeitsmerkmalen weniger stigmatisiert und isoliert, sondern vielmehr als begnadet oder gesegnet angesehen; man weist ihnen eine wichtige gesellschaftliche Rolle und einen hohen sozialen Status zu. Dass der Krankheitsverlauf in traditionellen Gesellschaften im Allgemeinen günstiger ist, kann damit zusammenhängen, dass psychische Störungen dort eher als Teil des Lebens und nicht als ein Zeichen von Krankheit oder Versagen betrachtet werden; die Betroffenen werden folglich nicht aus der Gesellschaft ausgegrenzt, sondern nehmen einen ehrenvollen Platz in ihrer Mitte ein.

Die momentan gültigen diagnostischen Kriterien für Schizophrenie (DSM-IV-TR) lassen sich folgendermaßen zusammenfassen:

- Erstens: Die Person muss mindestens zwei charakteristische Symptome aufweisen; zu den charakteristischen Symptomen der Schizophrenie gehören Wahnvorstellungen, akustische Halluzinationen, kognitive Symptome und negative Symptome.

- Zweitens: Zeichen des Störungsbildes müssen mindestens sechs Monate anhalten; diese sechsmonatige Periode muss mindestens einen Monat mit deutlichen Symptomen umfassen.

- Drittens: Die Symptome müssen die soziale und berufliche Funktionsfähigkeit der Person beeinträchtigen.

- Viertens: Andere psychiatrische oder medizinische Zustände, deren Merkmale denen der Schizophrenie ähneln, wurden ausgeschlossen. Zu diesen Zuständen gehören affektive Störungen, Kopfverletzungen, Schlaganfall, Demenz sowie die direkte körperliche Wirkung einer Substanz (z. B. Droge, Medikament).

Die meisten Erkrankungen in der Medizin sind durch ihre Ursache („Ätiologie") oder durch die körperliche Schädigung definiert, die ihnen zugrunde liegt („Pathologie"). Daher sind sie relativ leicht zu bestimmen. Wenn bei einer Person beispielsweise der Verdacht auf Malaria besteht, kann man eine Blutprobe entnehmen und diese unter dem Mikroskop nach Malariaparasiten der Gattung *Plasmodium* untersuchen. Und wenn bei einer Person der Verdacht auf einen apoplektischen Infarkt („Schlaganfall") besteht, kann man mithilfe einer Schichtaufnahme des Gehirns nach Anzeichen für den Verschluss eines Blutgefäßes suchen. Im Gegensatz dazu sind psychische Störungen Konzepte, die man bislang nur durch ihre (vermeintlich) wichtigsten Symptome definieren kann. Aus diesem Grunde ist es schwieriger, diese Störungen zu beschreiben und eine Diagnose zu stellen. Fehldiagnosen sind häufiger anzutreffen als bei körperlichen Krankheiten, und Diagnosen werden öfter missbräuchtlich verwendet. Wenn bei einer Person der Verdacht auf Schizophrenie besteht, gibt es keine Labortests oder körperlichen Untersuchungen, mit deren Hilfe sich die Diagnose objektiv bestätigen ließe. Der Psychiater kann die Diagnose nur aufgrund der Symptome stellen, die der Patient zeigt. Stimmen die Symptome mit den oben angeführten diagnostischen Kriterien für Schizophrenie überein, kann der Psychiater die Diagnose Schizophrenie stellen.

Das Problem besteht darin, dass die Definition der Schizophrenie zirkular ist: Das Konzept der Schizophrenie wird entsprechend den Symptomen der Schizophrenie definiert; und die Symptome der Schizophrenie werden entsprechend dem Konzept der Schizophrenie definiert. Man kann also nicht sicher sein, ob das Konzept der Schizophrenie oder ihre Symptome irgendeinem realen bzw. eindeutigen Krankheitsgeschehen entsprechen. Wenn man die Diagnose aufgrund der Symptomliste stellt, ist es sogar möglich, dass auf zwei Menschen mit völlig unterschiedlichen Symptomen dieselbe Diagnose zutrifft. Vielleicht liegt das daran, dass die Diagnose Schizophrenie ein schlechter Prädiktor für die Schwere der Störung oder für ihren wahrscheinlichen Ausgang ist. Man hat auch argumentiert, dass psychotische Symptome wie Wahnvorstellungen oder das Halluzinieren von Stimmen keine gute Grundlage für die Diagnose Schizophrenie sind. Schließlich treten psychotische Symptome auch bei einer ganzen Reihe anderer psychischer Störungen auf und sind deshalb ein relativ unspezifischer Indikator.

Zudem werden die meisten Beeinträchtigungen, die mit der Schizophrenie einhergehen, eher durch kognitive und negative Symptome verursacht als durch positive Symptome. Aufgrund von psychotischen Symptomen eine Schizophrenie zu diagnostizieren ist also ungefähr so, als würde man einem Patienten eine Lungenentzündung diagnostizieren, bloß weil er hohes Fieber hat.

Sowohl die klinische Erfahrung als auch die Ursachenforschung zu psychischen Störungen deuten darauf hin, dass viele der Konzepte, die in Klassifikationen für psychische Störungen angeführt werden, gar keinem realen oder eindeutigen Krankheitsgeschehen entsprechen, sondern lediglich unterschiedliche Extreme innerhalb eines einzigen Spektrums psychischer Störungen bezeichnen. Nehmen wir einmal an, das Konzept der Schizophrenie ließe sich mit einem eindeutigen Krankheitsgeschehen in Übereinstimmung bringen, d. h., das Konzept der Schizophrenie wäre wissenschaftlich gültig. Selbst dann wären die Symptome und klinischen Erscheinungsformen, durch die das Konzept der Schizophrenie festgelegt wird, Auslegungssache. Mehrere aktuelle Studien zeigen, dass die diagnostische Übereinstimmungsrate bei zwei verschiedenen Psychiatern *höchstens* 65 Prozent beträgt. Somit fehlt es dem Konzept der Schizophrenie möglicherweise nicht nur an wissenschaftlicher Gültigkeit (Validität), sondern auch an wissenschaftlicher Zuverlässigkeit (Reliabilität). Das ist nicht weiter verwunderlich, wenn man bedenkt, wie wenig wir über die Ätiologie und Pathologie der Schizophrenie und anderer psychischer Störungen wissen. Dass wir so wenig darüber wissen, hängt mit den empirischen Problemen bei der Untersuchung des Gehirns zusammen, aber auch mit den konzeptuellen Herausforderungen, vor die uns die Struktur und der Inhalt menschlichen Erlebens stellt. Dass sich die psychiatrische Forschung an den Universitäten fast ausschließlich auf Untersuchungen des Gehirns und auf die damit verbundenen empirischen Probleme konzentriert, hängt möglicherweise damit zusammen, dass die Psychiatrie ein Teilgebiet der Medizin ist. Schon vor mehr als 2000 Jahren vertrat Platon im *Laches* die Auffassung, eine gute Entscheidung beruhe auf Wissen und nicht auf Zahlen.

Der Mangel an wissenschaftlicher Gültigkeit und Zuverlässigkeit stellt bei allen psychiatrischen Störungen, die entsprechend ihren klinischen Erscheinungsformen und Symptomen definiert und diagnostiziert werden, ein Problem dar. Doch bei der Schizophrenie, die in der Vergangenheit aus politisch-ideologischen Motiven missbraucht worden ist, bringt dieses Problem besonders gravierende Folgen mit sich. Anfang der 1970er Jahre tauchten Berichte auf, wonach in der Sowjetunion politische und religiöse Dissidenten in psychiatrischen Kliniken (oder besser gesagt: in Hochsicherheitsgefängnissen) eingesperrt wurden. 1989 gestattete es die sowjetische Regierung einer Delegation von US-amerikanischen Psychiatern, ausgewählte „Kliniken" zu besichtigen und ausführliche Gespräche mit 27 Insassen (d. h. mutmaßlichen Misshandlungsopfern) zu führen, von denen 24 angeblich an Schizophrenie erkrankt waren. Diese Untersuchung lieferte eindeutige Beweise dafür, dass die Psychiatrie dazu missbraucht worden war, psychisch gesunde Menschen wegzusperren, deren einziger „Verstoß" darin bestand, dass sie eine andere politische oder religiöse Auffassung vertraten als das totalitäre Sowjetregime. Bei 14 von 27 Insassen gab es keinerlei Beleg für eine wie auch immer geartete psychische Störung, und schon gar nicht für eine so schwerwiegende Störung, dass eine Sicherheitsverwahrung in der Psychiatrie erforderlich gewesen wäre. Die Lebensbedingungen in den psychiatrischen Anstalten, so fand man heraus, waren menschenunwürdig; die „Patienten" durften noch nicht einmal Bücher oder Schreibmaterialien haben. Körperliche Übergriffe waren an der Tagesordnung, und es wurden hohe Dosen von Antipsychotika und anderen Medikamenten per Injektion verabreicht. In einem Artikel, der aus dem Jahr 2002 stammt, schreibt Richard Bonnie: „In einigen Fällen ließ sich die Misshandlung zweifellos auf eine absichtliche Fehldiagnose und auf eine bewusste Komplizenschaft einzelner Psychiater zurückführen. Dies geschah im Rahmen einer amtlich angeordneten Bestrebung, regimekritisches Verhalten zu unterdrücken. In anderen Fällen wurden die dehnbaren Konzeptionen psychischer Störungen, wie sie in der sowjetischen Psychiatrie Verwendung fanden, zu politischen Zwecken noch weiter verbogen. In zweifelhaften Fällen drückten Psychiater auch schon mal ein Auge zu und schoben die Skrupel beiseite, die sie angesichts der Konsequenzen ihrer Handlungen vielleicht hatten." In diesem Zusammenhang muss erwähnt werden, dass das vorherrschende Diagnosesystem in der Sowjetunion ein recht breit gefasstes Konzept der Schizophrenie beinhaltete, welches leichte („latente" bzw. „stagnierende") und mittelschwere Formen umfasste, die angeblich durch „Persönlichkeitsveränderungen" gekennzeichnet waren.

Ein solch offenkundiger Missbrauch der Psychiatrie beschränkt sich traurigerweise nicht auf die Sowjetunion. In China beispielsweise gibt es ein System von psychiatrischen

Hochsicherheitskrankenhäusern („Ankang"), die denen in der früheren Sowjetunion ähneln. In diesen Anstalten werden politische Dissidenten und Anhänger der religiösen Bewegung Falun Gong eingesperrt, die eine „Gefahr für die Gesellschaft" darstellen. Das Risiko des Missbrauchs psychiatrischer Diagnosen ist in totalitären Systemen wesentlich höher, nicht zuletzt weil es keine institutionellen Kontrollinstanzen für Psychiater, keine unabhängige Justiz und keine ergebnisoffenen Gerichtsverfahren gibt. Doch sogar die liberalsten Systeme sind nicht vor Fehldiagnosen und Missbrauch gefeit, weil die Diagnose Schizophrenie letztlich nur auf einer Meinung beruht. Nach der klassischen Definition handelt es sich beim Wahn um eine feste Überzeugung, die weder der Logik noch der Überredungskunst zugänglich ist. Dem fügt das DSM-IV-TR hinzu, dass wahnhafte Überzeugungen dadurch gekennzeichnet sind, dass sie nicht zum kulturellen oder religiösen Hintergrund des Betroffenen gehören. Doch wie irrational und wie stark muss eine Überzeugung genau sein, damit sie eine Wahnvorstellung ist? Wessen Logik wird bei der Beurteilung zugrunde gelegt? Und wann genau gehört sie nicht mehr zum kulturellen oder religiösen Hintergrund einer Person?

> Es gibt Fiktionen, die die Gesellschaft stützt; es gibt Fiktionen, die niemand stützt. Das ist der Unterschied zwischen einem normalen und einem verrückten Menschen; ein normaler Mensch ist jemand, dessen Fiktion durch die Gesellschaft gestützt wird. Er hat die Gesellschaft so beeinflusst, dass sie seine Fiktion stützt. Ein verrückter Mensch ist jemand, dessen Fiktion von niemandem gestützt wird; er ist allein, also muss man ihn in ein Irrenhaus stecken.
>
> Bhagwan Shree Rajneesh („Osho")

Die Antipsychiatrie-Bewegung, die aufgrund der Schwierigkeiten bei der Definition und Diagnose psychischer Störungen entstand, erreichte in den 1960er und frühen 1970er Jahren ihren Höhepunkt. An ihrer Spitze stand u. a. der amerikanische Psychiater Thomas Szasz (*1920), Autor von Büchern wie *Geisteskrankheit – ein moderner Mythos?* (1961) und *Schizophrenie: Das heilige Symbol der Psychiatrie* (1976). Die Antipsychiatrie-Bewegung behauptet, dass das Etikett „schwere psychische Störung", und insbesondere das der Schizophrenie, lediglich der Versuch sei, sozial unerwünschtes Verhalten zu medikalisieren und somit zu kontrollieren. Nach Szasz ist die „Schizophrenie" nichts weiter als ein praktisches Etikett für jene Art des Denkens und Verhaltens, die in der Gesellschaft als inakzeptabel empfunden wird. Hier gibt es große Übereinstimmungen mit dem französischen Philosophen, Historiker und Soziologen Michel Foucault (1926–1984), einem Vorläufer der Antipsychiatrie-Bewegung. Nach Foucault ist „Wahnsinn" ein soziales Konstrukt, das aus der Zeit der Aufklärung stammt, und die „Behandlung" sogenannter psychisch Kranker nichts weiter als eine verschleierte Form der Aussonderung und der Bestrafung für das Abweichen von sozialen Normen. Interessanterweise lässt sich Szasz nicht von der Antipsychiatrie vereinnahmen: Er sei keineswegs ein Gegner der psychiatrischen Behandlung an sich, sondern ein Gegner des psychiatrischen Zwangs. Die psychiatrische Behandlung solle nur im Einvernehmen mit dem Patienten durchgeführt werden. Obwohl die Antipsychiatrie zunächst viele Anhänger fand, wurden ihre Thesen in den vergangenen Jahrzehnten durch immer mehr wissenschaftliche Belege für eine biologische Grundlage schwerer psychischer Krankheiten widerlegt.

Heute wird kaum noch daran gezweifelt, dass psychische Krankheiten existieren; ihre Definition und Diagnose ist jedoch nach wie vor problematisch, und bedauerlicherweise verstehen wir noch immer nicht recht, welche *Bedeutung* sie für uns Menschen haben.

Anders als Szasz oder Foucault haben die Psychiater Ronald D. Laing (1927–1989), Silvano Arieti (1914–1981) und Theodore Lidz (1910–2001) argumentiert, dass psychische Störungen eine nachvollziehbare Reaktion auf übertriebene gesellschaftliche und familiäre Anforderungen darstellen, denen bestimmte Individuen einfach nicht gewachsen sind. Laing beschrieb u. a. elf Fallstudien von Menschen mit der Diagnose Schizophrenie und zeigte, dass der Inhalt ihrer Behauptungen und Handlungen im Kontext ihrer individuellen Lebenssituation völlig logisch und sinnhaft war. Dass psychische Störungen existieren, stellte er nie in Abrede, betrachtete sie aber aus einer radikal anderen Perspektive als seine Zeitgenossen. Nach Laing wird der Inhalt des psychotischen Erlebens einer Person durch eine rätselhafte Sprache der Symbolik verschleiert, die gedeutet und aufgearbeitet werden kann und nicht einfach nur als bedeutungsloser Indikator für eine Krankheit abgetan werden sollte. Indem der Psychiater dem Betroffenen hilft, sein psychotisches Erleben aufzuarbeiten, trägt er nicht nur dazu bei, dass sich der Betroffene weniger entfremdet fühlt; er hilft ihm auch, die Quelle seines Leidens zu erkennen und anzugehen, wichtige Erkenntnisse über sich selbst zu gewinnen und das Leben aus einer nuancierten Perspektive zu betrachten. Auf diese Weise kann der Psychiater dazu beitragen, eine psychotische Episode in eine transformative

Reise zu verwandeln, die mit der des Medizinmannes oder Schamanen vergleichbar ist.

> Warum nun ist der Geist gezwungen, sich in der Bearbeitung des krankhaften Unsinns zu erschöpfen? Auch auf diese schwierige Frage gibt unsere neue Ansehungsweise befriedigenden Aufschluss. Wir können heutzutage die Behauptung aufstellen, dass die pathologischen Gebilde darum so sehr das Interesse des Kranken beherrschen, weil sie Abkömmlinge der wichtigsten Fragen des Normalen sind, d. h. was jest in der Geisteskrankheit ein unverständliches Gewirre von Symptomen ist, das früher eines der wichtigsten Interessengebiete des früher Normalen war.
>
> C. G. Jung, *Der Inhalt der Psychose*

3

Depression – der Fluch des Starken

Das Glück ist einzig heilsam für den Leib, die Kräfte des Geistes jedoch bringt der Schmerz zur Entfaltung.

Marcel Proust, *Auf der Suche nach der verlorenen Zeit*

Und richtete auch mein Herz darauf, dass ich lernte Weisheit und erkennte Tollheit und Torheit. Ich war aber gewahr, dass auch dies ein Haschen nach Wind ist. Denn wo viel Weisheit ist, ist viel Grämen, und wer viel lernt, der muss viel leiden.

Prediger 1,17–18

Wenngleich der Begriff „Depression" umgangssprachlich im Sinne von „sich traurig fühlen" verwendet wird, ist eine klinische Depression eine ernste affektive Störung, die in schweren Fällen zu psychotischen Symptomen, Selbstvernachlässigung oder Suizid führen kann. Die Symptome einer klinischen Depression werden oft in drei Gruppen unterteilt: Kernsymptome, psychische Symptome und somatische (oder körperliche) Symptome (Tab. 3.1).

Die Symptome einer klinischen Depression (im Folgenden schlicht „Depression" genannt) sind normalerweise nicht von der „Tagesform" oder von äußeren Umständen abhängig. Wenn jemand z. B. Freude an einem guten Wein

© Springer-Verlag GmbH Deutschland, ein Teil von Springer Nature 2011
N. Burton, *Der Sinn des Wahnsinns – Psychische Störungen verstehen*,
https://doi.org/10.1007/978-3-662-58782-9_3

Tab. 3.1 Symptome der Depression

Kernsymptome	depressive Verstimmung vermindertes Interesse oder Freude an Aktivitäten vermindertes Energieniveau (Müdigkeit, Ermattung)
psychische Symptome	geringe Konzentrationsfähigkeit geringes Selbstwertgefühl Schuldgefühle Pessimismus
körperliche Symptome	Schlafstörungen Appetit- und Gewichtsverlust verminderte Libido psychomotorische Unruhe oder Verlangsamung

hat, bessert sich seine depressive Stimmung auch nicht durch den Genuss eines guten Jahrgangs von *Charmes-Chambertin*. Gewöhnlich müssen die Symptome mindestens 14 Tage andauern, bevor man die Diagnose Depression stellen kann, wobei kürzere Zeiträume ausreichen können, wenn die Symptome ungewöhnlich schwer sind oder plötzlich einsetzen.

Die leichte Depression ist die häufigste Form der Depression. Die meisten Menschen mit einer leichten Depression klagen über gedrückte Stimmung und chronische Müdigkeit; manchmal fühlen sie sich auch gestresst oder ängstlich. Andere wiederum berichten, dass sie sich bei der Arbeit nicht konzentrieren oder ihren familiären Verpflichtungen nicht nachkommen können. Obwohl Suizidgedanken auftreten können, sind sie gewöhnlich flüchtig, und eine Selbstschädigung kommt selten vor.

Die mittelschwere Depression entspricht der klassischen „Lehrbuchbeschreibung" der Depression, wie sie in der

Praxis eines Allgemeinmediziners anzutreffen ist. Sie kann jedoch so schwer oder anhaltend sein, dass der Betroffene an einen Psychiater überwiesen wird. Viele, wenn nicht die meisten Symptome einer Depression (einschließlich der körperlichen) sind in so starkem Maße vorhanden, dass der Betroffene es als schwierig oder gar unmöglich empfindet, seinen sozialen Verpflichtungen nachzukommen. Suizidgedanken sind verbreitet und werden möglicherweise in die Tat umgesetzt.

Die schwere Depression ist die seltenste Form der Depression; sie lässt sich als eine sehr stark ausgeprägte Form der mittelschweren Depression beschreiben und ist durch starke negative Gefühle und körperliche Unruhe und Agitiertheit oder Verlangsamung charakterisiert. Die Verlangsamung ist typischer als Unruhe, wobei beides im Wechsel auftreten kann. In manchen Fällen ist die Verlangsamung so schwerwiegend, dass der Betroffene einen Stupor aufweist, also bewegungslos, apathisch und fast völlig reaktionslos ist. Psychotische Symptome wie Wahnvorstellungen und Halluzinationen können bei bis zu 25 Prozent der Patienten mit einer schweren Depression auftreten. Der Inhalt dieser Wahnvorstellungen und Halluzinationen passt gewöhnlich gut zur depressiven Grundstimmung.

Häufige Wahnthemen sind Schuld oder Armut. Dazu gehört z. B. die Überzeugung, man habe ein Verbrechen begangen oder schwer gesündigt. So kann der Betroffene glauben, persönlich für einen terroristischen Angriff oder ein Erdbeben verantwortlich zu sein. Oder er ist davon überzeugt, er sei finanziell ruiniert, weil er von einer Horde von Schuldnern verfolgt wird oder weil das Eigenheim dringend komplett renoviert werden muss. Der Wahn kann

auch ein „nihilistisches" Thema beinhalten („nihil" bedeu-
tet „nichts"); dabei geht es gewöhnlich um die Überzeu-
gung, man sei kurz davor zu sterben oder bereits tot. Als
Cotard-Syndrom oder *délire de négation* bezeichnet man eine
Kombination von nihilistischem Wahn und „somatischem
Wahn". Der Betroffene ist z. B. davon überzeugt, er habe
sein Blut bzw. seine inneren Organe verloren oder seine
Eingeweide seien dabei zu verfaulen. Es kann auch zu para-
noiden, religiösen und anderen Arten von Wahn kommen
(Kap. 2, Tab. 2.1).

Bei Halluzinationen hört der Betroffene meist eine oder
mehrere Stimmen, die entweder zu ihm oder über ihn sprechen. Die Stimmen machen sich über ihn lustig oder grei-
fen ihn an und versuchen, sein Selbstwertgefühl zu unter-
graben oder bereits vorhandene Gefühle von Schuld oder
Hoffnungslosigkeit zu verstärken. Stimmen, die dem Betroffenen befehlen, bestimmte Dinge zu tun, werden auch
als „Befehlshalluzinationen" oder als „teleologische Halluzinationen" bezeichnet und können fatale Folgen haben,
etwa wenn sie dem Betroffenen befehlen, sich selbst zu
schädigen.

William Styron (1925–2006), Autor des Bestsellers *So-
phies Entscheidung* (1979), schrieb in seinem Buch *Sturz in
die Nacht – die Geschichte einer Depression* (1990) über seine
eigenen Erfahrungen mit einer schweren Depression. Im
Folgenden findet sich ein kurzer Auszug aus diesem Buch,
der eine recht klare Vorstellung davon vermittelt, wie man
sich bei einer schweren Depression fühlen kann.

Bei einer Depression fehlt der Glaube an die Erlösung,
an die endgültige Wiederherstellung. Der Schmerz ist un-

erbittlich, und was diesen Zustand so unerträglich macht, ist, dass man vorher weiß: Es wird kein Heilmittel geben – nicht in einem Tag, einer Stunde, einem Monat oder einer Minute. Wenn es zu einer leichten Linderung kommt, weiß man, dass sie nur vorübergehend ist; weitere Schmerzen werden folgen. Es ist diese Hoffnungslosigkeit, die mehr ist als der Schmerz, der die Seele vernichtet. Deshalb gehört zu den Entscheidungen, die man im Alltag fällen muss, nicht, dass man wie sonst von einer unerfreulichen Situation in eine andere weniger unerfreuliche überwechselt – oder von einer Unannehmlichkeit zu einer relativen Annehmlichkeit oder von Langeweile zu Aktivität –, sondern dass man von einem Schmerz zum anderen übergeht. Noch nicht einmal für kurze Zeit verlässt man sein Fakirbett, sondern es haftet fest am Rücken, wohin man auch geht.

Suizidgedanken, psychotische Symptome, Verlangsamung und Nahrungsverweigerung sind Gründe, warum die schwere Depression mit einem hohen Maß an Selbstgefährdung verbunden ist. Bei einer schweren Depression mit akuter Selbstgefährdung kann eine Elektrokrampftherapie (EKT) angebracht sein. Obwohl die EKT immer noch ein sehr schlechtes Image in der Öffentlichkeit hat, ist sie wirkungsvoller und schneller wirksam als jede medikamentöse Behandlung.

Bereits in vormoderner Zeit wurde beobachtet, dass sich die Symptome psychotischer Störungen durch Krampfanfälle besserten, die durch Kampfer hervorgerufen wurden. 1933 begann der Psychiater Manfred Sakel (1900–1957) Insulininjektionen einzusetzen, um Krampfanfälle auszulösen. Da es dabei jedoch auch zu qualvollen Angstzuständen kam, war die Behandlung für die Betroffenen kaum erträglich. Der ungarische Psychiater Ladislas Meduna (1896–1964) ersetzte Insulin durch den Wirkstoff Cardiazol, aber die unerwünschten Nebenwirkungen blieben. 1938 begann der italienische Neuropsychiater Ugo Cerletti (1877–1963) schließlich damit, Krampfanfälle mithilfe von leichten Stromstößen auszulösen. Da Celettis Methode besser toleriert wurde, verdrängte sie Sakels Insulininjektionen bzw. Medunas Cardiazolinjektionen. In den 1950er Jahren kamen die ersten Kurzzeit-Anästhetika auf, was bedeutete, dass Patienten fortan für die Behandlung narkotisiert werden konnten. Die Entwicklung von Muskelrelaxanzien sorgte außerdem dafür, dass es deutlich seltener zu Komplikationen wie Muskelsrissen und Knochenbrüchen kam. Seit den 1950er Jahren wurden viele verschiedene Gruppen von Antidepressiva entwickelt, aber die EKT wird immer noch gelegentlich als alternative Behandlungsform genutzt, vor allem bei Patienten mit schwerer Depression, die hochgradig selbstgefährdet sind und auf kein einschlägiges Antidepressivum ansprechen.

Nach der ursprünglichen Monoaminhypothese der Depression wird die Störung durch einen Mangel der monoaminergen Neurotransmitter Serotonin, Noradrenalin und Dopamin ausgelöst. Die revidierte, modernere Version der Monoaminhypothese besagt, dass die Depression vielmehr auf eine Veränderung der Funktion monoaminerger Rezeptoren zurückgeht. Gestützt wird die Monoaminhypothese hauptsächlich durch verschiedene Antidepressiva, die auf unterschiedliche Weise die Konzentration eines oder mehrerer monoaminerger Neurotransmitter im Gehirn erhöhen. Die EKT, so hat sich gezeigt, verändert die Rezeptoren für den monoaminergen Neurotransmitter Serotonin. Doch der genaue Wirkmechanismus bei der Behandlung der Depression ist noch unklar.

Bei der EKT wird in Kurznarkose und unter Muskelrelaxation durch eine kurze elektrische Reizung ein Krampfanfall ausgelöst. Die Voltzahl der verabreichten Kurzpulsströme befindet sich knapp oberhalb der Anfallschwelle des Patienten; der Krampfanfall dauert normalerweise etwa 30 Sekunden. Die EKT wird als Behandlungsserie (in der Regel sechs bis zwölf Behandlungen) im Abstand von zwei bis drei Tagen durchgeführt, gewöhnlich über einen Zeitraum von drei bis sechs Wochen. Zu den Nebenwirkungen gehören Muskelschmerzen, Kopfschmerzen, Verwirrung und Gedächtnisstörungen, die vor allem Ereignisse um den Behandlungszeitpunkt herum betreffen; Erinnerungen an Ereignisse, die länger zurückliegen, sind dagegen nur selten von Gedächtnisstörungen betroffen, und wenn doch, lassen sie sich später wiederherstellen. Viele Patienten, die sich einer EKT unterziehen, berichten von einer verbesserten Gedächtnisleistung, sobald die Behandlung wirkt, die Depression zurückgeht und die Konzentrationsfähigkeit zunimmt. Die Risiken der Behandlung sind im Wesentlichen die Risiken der Narkose, d. h., sie sind ähnlich hoch wie bei anderen kleineren chirurgischen Eingriffen auch. Das Mortalitätsrisiko der EKT liegt bei etwa 1 : 50 000 Einzelbehandlungen.

Die EKT ist eine sichere, schmerzfreie und wirksame Behandlungsmethode und wird in vielen Ländern immer häufiger eingesetzt. Ihr schlechtes Image verdankt sie vor allem den Medien, die sie als überholt, unmenschlich und grausam darstellen. Ein Beispiel dafür ist Miloš Formans

Filmklassiker *Einer flog über das Kuckucksnest* (1975), nach dem gleichnamigen Roman von Ken Kesey (1962). Jack Nicholson spielt darin den rebellischen Kleinkriminellen Randle P. McMurphy, der aus der Haftanstalt zur Begutachtung in eine psychiatrische Klinik verlegt wird. Hier herrscht die kaltherzige, kontrollsüchtige Schwester Ratched (gespielt von Louise Fletcher), die das autoritäre psychiatrische System repräsentiert. McMurphy widersetzt sich von Anfang an der geistig lähmenden Routine und der inhumanen Behandlung der Klinikinsassen, die ihrer Persönlichkeits- und Grundrechte beraubt werden. Sein Machtkampf mit Schwester Ratched führt dazu, dass er unter Medikamente gesetzt, einer Elektrokrampftherapie und schließlich einer Lobotomie unterzogen wird. Am Ende ist McMurphy, der als geistig gesunder, aber unangepasster Mensch in die Klinik kam, tatsächlich verrückt. Als Metapher für totalitäre Institutionen – Institutionen also, die Individualität unterdrücken, um eine konforme Gemeinschaft zu schaffen – ist der Film durchaus gelungen; die Darstellung der psychiatrischen Versorgung ist jedoch ebenso überholt wie fehlerhaft.

Das erste Antidepressivum, Iproniazid, wurde in den frühen 1950er Jahren entwickelt, etwa 20 Jahre nach der ersten EKT. Ursprünglich war Iproniazid zur Behandlung von Tuberkulose vorgesehen; bei den Anwendungstests stellte sich jedoch heraus, dass die mit Iproniazid behandelten Patienten „unangemessen fröhlich" waren. Iproniazid und die später entwickelten Medikamente aus der Gruppe der Monoaminoxidasehemmer (kurz MAO-Hemmer) entfalten ihre antidepressive Wirkung dadurch, dass sie den enzymatischen Abbau der monoaminergen Neurotransmitter verlangsamen und somit ihre Bioverfügbarkeit vergrößern.

Die MAO-Hemmer revolutionierten die Behandlung der Depression, führten aber auch zu schweren Nebenwirkungen. Die Patienten mussten auf bestimmte Nahrungsmittel verzichten, um potenziell tödliche Wechselwirkungen mit dem Arzneimittel zu verhindern. Aus diesen und anderen Gründen werden MAO-Hemmer heute nur noch sehr selten eingesetzt.

1958 kam Imipramin, das erste trizyklische Antidepressivum, auf den Markt. Obwohl die Patienten während der Einnahme dieses Arzneimittels keinen Nahrungsmitteleinschränkungen mehr unterlagen, litten sie weiterhin unter lästigen und potenziell gefährlichen Nebenwirkungen. Die trizyklischen Antidepressiva sind bei der Depressionsbehandlung deshalb wirksam, weil sie verhindern, dass die Gehirnzellen die monoaminergen Neurotransmitter Noradrenalin und Serotonin wiederaufnehmen. Obwohl sie immer noch oft verschrieben werden, ist die Anwendung wegen der potenziellen Nebenwirkungen und der hohen Toxizität im Falle einer Überdosierung vor allem bei älteren, körperlich kranken und suizidalen Patienten nur eingeschränkt möglich.

Es dauerte weitere 30 Jahre, bis mit Fluoxetin die nächste Klasse von Antidepressiva auf den Markt kam. Fluoxetin, in den USA bekannt unter dem Handelsnamen Prozac® und bei uns als Fluctin®, war der erste Arzneistoff aus der Gruppe der selektiven Serotonin-Wiederaufnahmehemmer (auch Serotonin-Reuptake-Inhibitoren, kurz SSRIs) und wurde erst 1987 zugelassen. Seitdem wurden weitere Klassen von Antidepressiva entwickelt, etwa die Noradre-

nalin-Wiederaufnahmehemmer (NARIs) und die Seroto-
nin- und Noradrenalin-Wiederaufnahmehemmer (NSRIs).
Diese neueren Klassen von Antidepressiva werden häufig
als Reservemedikation eingesetzt, wenn die Behandlung
mit SSRIs erfolglos bleibt; aber ihre genaue Rolle bei der
Behandlung der Depression muss erst noch bestimmt
werden.

Somit sind und bleiben die SSRIs wie etwa Fluoxetin,
Fluvoxamin, Paroxetin, Sertralin und Citalopram die Arzneimittel der Wahl bei mittelschweren und schweren Depressionen. In Großbritannien wird das Medikament so
häufig verschrieben, dass Spuren davon im Trinkwasser ge-
funden wurden. Fluoxetin und andere SSRIs verhindern,
dass der Monoamin-Neurotransmitter Serotonin von den
Nervenzellen im Gehirn wieder aufgenommen wird. Im
Vergleich zu den älteren trizyklischen Antidepressiva haben
die SSRIs geringere Nebenwirkungen und sind bei einer
(unabsichtlich oder gezielt herbeigeführten) Überdosierung
weniger toxisch. Daher sind sie für ältere, körperlich kranke
und suizidale Patienten besser geeignet.

Patienten, die mit der Einnahme eines SSRI beginnen,
werden vom behandelnden Arzt in der Regel darauf hingewiesen, dass sie die Tabletten mindestens zwei bis drei
Wochen lang einnehmen müssen, bevor mit einer Stim-
mungsbesserung zu rechnen ist. Vorübergehend kann es zu
leichten Nebenwirkungen kommen. Dazu gehören Übelkeit, Durchfall, Schwindel, Unruhe und sexuelle Funktions-
störungen. Wenn ein SSRI plötzlich abgesetzt wird, kann
es zu einem Absetzsyndrom mit leichten und nichtspezi-
fischen Symptomen kommen. Aus diesem Grund wurde
behauptet, SSRIs würden abhängig machen. Diese Be-

hauptung ist aber strenggenommen falsch, weil durch die Einnahme von SSRIs keine Rauschwirkung erzielt wird, d. h., die Personen, die SSRIs einnehmen, entwickeln kein Verlangen nach der Substanz, wie das beim Konsum von Drogen wie Kokain oder Heroin der Fall ist. Es wurde auch behauptet, SSRIs würden bei Kindern und Jugendlichen vermehrt Suizidgedanken und -handlungen auslösen. Doch die Studien hierzu sind zweifelhaft, und eindeutige Ergebnisse stehen noch aus.

Für gewöhnlich teilen Ärzte ihren Patienten vor Behandlungsbeginn mit, dass die Wahrscheinlichkeit, dass sie auf den SSRI ansprechen, 55 bis 70 Prozent beträgt. Ein Beitrag, der 2008 im *New England Journal of Medicine** veröffentlicht wurde, deutet jedoch darauf hin, dass die Wirksamkeit der SSRIs infolge einer Verzerrung bei der Veröffentlichung von Forschungsstudien stark übertrieben dargestellt wird. Der Artikel bezog sich auf 74 Studien, die bei der United States Food and Drug Administration (die US-amerikanische Behörde für Lebensmittelüberwachung und Arzneimittelzulassung) angemeldet worden waren. 37 von 38 Studien mit positiven Ergebnissen wurden in Fachzeitschriften publiziert. Dagegen wurden nur 14 von 36 Studien mit negativen Ergebnissen in Fachzeitschriften veröffentlicht. Darüber hinaus wurden elf dieser Studien mit negativen Ergebnissen in einer Weise präsentiert, dass sie ein positives Ergebnis suggerierten. Während also 94 Prozent der veröffentlichten Studien den Eindruck erweckten, sie seien zu einem positiven Ergebnis gelangt, war das nur bei 51 Prozent aller Studien tatsächlich der Fall.

In einer Metaanalyse, die 2008 bei der Public Library of Science erschienen ist, wurden 35 Studien untersucht, die der Food and Drug Administration vor der Zulassung von vier Antidepressiva, darunter auch die SSRIs Fluoxetin und Paroxetin, vorgelegt worden waren. Die Autoren der Studie* fanden Folgendes heraus: Obwohl die Antidepressiva wirksamer waren als ein Placebo, war die Effektstärke bei allen Fällen von Depression, außer bei den sehr schweren, sehr gering. Die erhöhte Effektstärke bei den schweren Fällen führten die Autoren indes nicht auf eine höhere Wirksamkeit der Antidepressiva zurück, sondern auf eine geringere Placebowirkung.

Wenn die Wirksamkeit von SSRIs, wie diese Studien suggerieren, in der Vergangenheit stark übertrieben wurde, muss ihr Kosten-Nutzen-Verhältnis dringend neu überprüft werden. Jedenfalls kann es keinen Zweifel geben, dass der Nutzen der Antidepressiva zumindest teilweise auf den Placeboeffekt zurückgeführt werden kann. Der Begriff „Placeboeffekt" wurde 1955 durch den Anästhesisten Henry Beecher in Anspielung auf das lateinische Wort „placere" („gefallen") geprägt. Dahinter steckt der Gedanke, dass ein Heilmittel allein deswegen „funktioniert", weil man erwartet, dass es funktioniert. Eine führende Theorie erklärt den Placeboeffekt im Sinne der klassischen Konditionierung nach Pawlow.

Manche Reize (z. B. der Anblick von Nahrung) lösen Reflexe (z. B. Speichelfluss) aus. Solche Reize nennt man unbedingte (d. h. unkonditionierte) Reize (UCS für unconditioned stimulus), den Reflex unbedingte (d. h. unkonditionierte) Reaktion (UCR für unconditioned response).

UCS   =   UCR
Nahrung =   Speichelfluss

Wird ein neutraler Reiz (NS für neutral stimulus, z. B. eine Glocke) wiederholt zusammen mit dem unbedingten Reiz (UCS) dargeboten, kann der neutrale Reiz (jetzt ein bedingter, d. h. konditionierter Reiz: CS für conditioned stimulus) die gleiche Reaktion (jetzt eine bedingte bzw. konditionierte Reaktion: CR für conditioned response) auslösen wie vorher der unbedingte Reiz.

UCS	+	NS	=	UCR
Nahrung	+	Glocke	=	Speichelfluss
		NS (CS)	=	UCR (CR)
		Glocke	=	Speichelfluss

Das oben angeführte Beispiel orientiert sich an dem klassischen Experiment, das Iwan Pawlow (1849–1936) mit Hunden machte. Während Pawlow nur Reaktionen wie den Speichelfluss untersuchte, zeigte John Watson (1878–1958), dass sich die Konditionierung auch auf Emotionen anwenden ließ. In seinem klassischen „Experiment mit dem kleinen Albert" baute Watson im Winter 1919/1920 an dem elf Monate alten Albert eine experimentelle Neurose auf. Zunächst erschreckte er den Jungen, indem er mit einem Hammer auf ein Metallstück schlug. Jedes Mal, wenn Albert den lauten Knall hörte, begann er zu schreien.

UCS	=	UCR
Lauter Knall	=	Angst

Anschließend wurde der laute Knall jedes Mal dargeboten, wenn Albert seine Hände ausstreckte, um eine weiße Laborratte zu streicheln, vor der er nie Anzeichen von Angst gezeigt hatte. Nach einer Woche und nur sieben simultanen Darbietungen beider Reize (Knall und Ratte) wurde Albert nur die Ratte gezeigt. Jetzt löste die Ratte eine Angstreaktion bei dem Jungen aus, und er versuchte, vor ihr davonzulaufen.

UCS	+	NS	=	UCR
Lauter Knall	+	Ratte	=	Angst
		NS (CS)	=	UCR (CR)
		Ratte	=	Angst

Um auf den Placeboeffekt zurückzukommen, so lässt sich der Grundgedanke, der dahinter steckt, folgendermaßen beschreiben: Menschen, die mit der Einnahme eines Medikaments Besserung assoziieren, erwarten, dass sich ihr Zustand bessert, selbst wenn das „Medikament" in Wahrheit nur eine inaktive Substanz ist. Es kann sein, dass diese Erwartung allein ausreicht, um einen Effekt auszulösen, der dem eines aktiven Wirkstoffs ähnelt. Hirnforschungsstudien mit bildgebenden Verfahren haben gezeigt, dass echte Medikamente und ihre Placebos in einigen Fällen genau dieselben Gehirnareale aktivieren.

Medikamente, die als wirksamer wahrgenommen werden, haben in der Regel auch einen stärkeren Placeboeffekt als diejenigen, die als weniger wirksam wahrgenommen werden. Die Wahrnehmung der Wirksamkeit eines Medikaments wird durch verschiedene Faktoren beeinflusst, darunter Größe, Form, Farbe, Art der Verabreichung, allgemeine Verfügbarkeit und der Ruf, den das Medikament in der Öffentlichkeit hat. Die Wahrnehmung wird aber auch durch die Person beeinflusst, die das Medikament empfiehlt oder verabreicht. Ein Medikament, das von einem Arzt empfohlen oder verabreicht wird, hat einen stärkeren Placeboeffekt als eines, das von einer Krankenschwester, einem Apotheker oder einem Laien empfohlen oder verabreicht wird. Die Injektion einer farbigen Lösung durch einen weißhaarigen Arzt hat einen viel stärkeren Placeboeffekt als eine schlichte, weiße, rezeptfreie Tablette, die von der Nachbarin empfohlen wurde.

Die klassische Konditionierung trägt nicht nur dazu bei, den Placeboeffekt zu erklären, sondern bildet auch die Grundlage für psychologische Behandlungsmethoden wie z. B. die systematische Desensibilisierung und die Aversionstherapie. Die systematische Desensibilisierung wird gewöhnlich bei der Behandlung von Phobien eingesetzt. Der gefürchtete Gegenstand oder die gefürchtete Situation wird Schritt für Schritt eingeführt, und auf jeder Stufe wird die Angst durch Entspannung abgebaut. Beispielsweise kann eine Person mit einer Arachnophobie (einer Phobie vor Spinnen) zunächst an Spinnen denken, sich dann Bilder von Spinnen anschauen, sich dann echte Spinnen aus sicherer Distanz ansehen usw. Die Aversionstherapie dient dazu, eine Person von unerwünschten Verhaltensweisen abzubringen. Dabei wird das unerwünschte Verhalten mit einem negativen Reiz gekoppelt, der eine „Aversion" gegen das Verhalten auslösen soll. Aversive Reize können negative Bilder oder leichte Stromstöße sein, aber auch Arzneimittel wie z. B. Disulfiram (Antabus®), das bei Alkoholmissbrauch eingesetzt wird und eine qualvolle Übelkeit auslöst, sobald der Betroffene Alkohol konsumiert. Stanley Kubricks Film *Uhrwerk Orange* (1971), nach dem gleichnamigen Roman von Anthony Burgess, hat die Aversionstherapie einem breiten Publikum bekannt gemacht. Hier wird der gewalttätige Protagonist Alex De-Large zur Gewaltlosigkeit konditioniert, indem man ihn zwingt, brutale Gewalt- und Vergewaltigungsszenen anzuschauen; gleichzeitig wird ihm ein Serum verabreicht, das starke Übelkeit verursacht. Mit fortschreitender Konditionierung setzt die Übelkeit auch ohne Serum ein, sobald Alex nur an Gewalt denkt. In den 1950er und 1960er Jahren wurde eine Form von Aversionstherapie, wie sie Kubrick im Film darstellt, dazu genutzt, Homosexualität bei Männern zu „heilen". Man zeigte ihnen Bilder von nackten Männern und verabreichte ihnen Stromstöße oder Medikamente, die sie zum Erbrechen brachten. Wenn man sie erst einmal so weit hatte, dass sie es nicht mehr aushielten, zeigte man ihnen Bilder von nackten Frauen oder brachte sie mit jungen Krankenschwestern zusammen. Es versteht sich von selbst, dass derartige Methoden nicht nur unwirksam waren, sondern auch grausam und unmenschlich.

Obwohl die medikamentöse Behandlung (z. B. mit SSRIs) die am leichtesten zugängliche Behandlungsform bei Depressionen ist, kann die psychologische Behandlung in vielen Fällen wirksamer sein. Viele Betroffenen ziehen die psychologische Behandlung vor, weil sie (oft zu Recht) davon ausgehen, dass hier nicht einfach nur oberflächliche Symptome behandelt oder überdeckt werden, sondern die Gelegenheit besteht, die zugrunde liegenden Probleme anzugehen. Im Wesentlichen geht es bei der psychologischen Behandlung um Erklärung und Rückversicherung. Eine solche „unterstützende Therapie" ist bei allen Formen der Depression ein nützlicher Bestandteil der Behandlung; bei einer leichten Depression reicht sie in der Regel aus, um eine deutliche Besserung des Zustands zu erzielen. Zu den Therapieformen, die oft bei Depressionen eingesetzt werden, gehören die psychodynamische Psychotherapie und die kognitive Verhaltenstherapie (KVT). Die psychodynamische Psychotherapie ähnelt der Psychoanalyse, sie ist jedoch kürzer und weniger intensiv. Während sich die KVT ausschließlich auf das „Hier und Jetzt" konzentriert, beleuchtet die psychodynamische Psychotherapie auch die Vergangenheit und Kindheit des Patienten, was besonders nützlich sein kann, wenn die Depression hier ihren Ursprung zu haben scheint.

Nach einem sehr einflussreichen psychodynamischen Depressionsmodell kann ein Mensch im Laufe seines Lebens eine Depression entwickeln, wenn er als Säugling und Kleinkind eine unsichere Bindung (bzw. eine unsichere affektive Beziehung) zu wichtigen Bezugspersonen (Mutter, Vater) hatte. Ausgehend von der Bindungstheorie des Psychiaters John Bowlby (1907–1990) entwickelte die Psychologin Mary Ainsworth (1913–1999) Ende der 1960er Jahre ein Testverfahren namens „Fremde Situation", um das Bindungsmuster von Kleinkindern im Alter von zwölf bis 18 Monaten zu untersuchen. In der Testsituation wird das Kind in einer annähernd natürlichen Umgebung beobachtet, wie es 20 Minuten lang Spielzeug erkundet, während seine Bezugsperson (in der Regel die Mutter) das Zimmer verlässt, und eine fremde Person bei ihm bleibt. Je nachdem, wie sich das Kind verhält, wenn es wieder mit der Bezugsperson zusammenkommt, wird es einem von vier „Bindungstypen" zugeordnet: 1) Sichere Bindung; 2) unsicher-ambivalente Bindung; 3) unsicher-vermeidende Bindung und 4) desorganisierte Bindung. Bei der sicheren Bindung erkundet das Kind ohne Ängstlichkeit die fremde Umgebung und lässt sich auf die fremde Person ein, während die Bezugsperson anwesend ist. Wenn die Bezugsperson das Zimmer verlässt, wirkt das Kind irritiert, aber nicht verstört; kommt die Bezugsperson zurück, begrüßt das Kind sie in positiver Weise. Es wird davon ausgegangen, dass ein sicheres Bindungsmuster dadurch entsteht, dass die Bezugsperson grundsätzlich verfügbar und in der Lage ist, auf die Bedürfnisse des Kindes einzugehen und sie in angemessener Weise zu erfüllen. Bei der unsicher-ambivalenten Bindung ist das Kind sogar in Anwesenheit der Bezugsperson ängstlich und ambivalent gegenüber der fremden Person. Wenn die Bezugsperson den Raum verlässt, ist es massiv verunsichert; bei ihrer Rückkehr verhält es sich ihr gegenüber ambivalent. Ein unsicher-ambivalentes Bindungsmuster entsteht wahrscheinlich, wenn die Bezugsperson dem Kind zwar Aufmerksamkeit entgegenbringt, aber unbeständig ist und die eigenen Bedürfnisse über die Bedürfnisse des Kindes stellt. Bei der unsicher-vermeidenden Bindung erkundet das Kind zwar die fremde Umgebung und das Spielzeug, wirkt jedoch gänzlich unbeeindruckt davon, ob die Bezugsperson anwesend ist oder nicht; bei ihrer Rückkehr wird sie vom Kind ignoriert. Dieses Bindungsmuster ist bei Kindern zu beobachten, die häufig zurückgewiesen werden und Beziehungen vermeiden. Bei der desorganisierten Bindung zeigt das Kind seltsame Verhaltensweisen (Erstarren, stereotype Bewegungen etc.), sobald die Bezugsperson den Raum verlässt. Ein desorganisiertes Bindungsmuster entsteht, wenn dem Fürsorge- und Schutzbedürfnis des Kindes nicht entsprochen wird, etwa weil die Bezugsperson eine Bedrohung für das Kind darstellt oder selbst unter Psychotraumata leidet. Grundsätzlich ist das Bindungsmuster des Kindes wichtig, weil es später nicht nur die Erwartungen des Erwachsenen an andere beeinflussen kann, sondern auch das innere Modell vom Selbst. Demnach definiert sich ein Erwachsener, der als Kind ein negatives Bindungsmuster entwickelt hat, möglicherweise als nicht liebenswert oder unzulänglich, und andere als unempfänglich oder strafend. Das Bindungsmuster kann als Prädiktor dafür dienen, wie das Kind später auf einen Verlust oder auf eine schwierige Situation reagieren wird und wie es sich gegenüber Gleichaltrigen, in einer Liebesbeziehung und in der Elternrolle verhalten wird. Eine unsichere Bindung wird oft von den Eltern an die Kinder weitergegeben, und das Bindungsmuster der einen Generation somit an die nächste „vererbt".

Anders als die psychodynamische Psychotherapie konzentriert sich die kognitive Verhaltenstherapie (KVT) ausschließlich auf die Gegenwart. Die KVT wurde in den 1960er Jahren von dem Psychiater Aaron Beck (*1921) entwickelt und erfreut sich zunehmender Beliebtheit bei der Behandlung von weniger schweren Depressionen und anderen psychischen Störungen. Kurzfristig ist die KVT ebenso wirksam wie Antidepressiva; auf lange Sicht ist sie sogar wirksamer, weil es seltener zu Rückfällen kommt. Die KVT wird am häufigsten in Form einer Einzeltherapie durchgeführt, kann aber auch in Kleingruppen erfolgen. Sie erfordert eine begrenzte Anzahl von Sitzungen, normalerweise zwischen zehn und 20; ein wesentlicher Teil der Therapie findet jedoch in Form von „Hausaufgaben" außerhalb der Sitzungen statt. Der Klient und ein entsprechend geschulter Therapeut entwickeln ein gemeinsames Verständnis der

momentanen Probleme des Klienten und versuchen herauszufinden, wie sich diese Probleme in seinen Gedanken
(Kognitionen), Emotionen und Verhaltensweisen äußern
und wie diese miteinander zusammenhängen. Anschließend werden realistische, zeitlich überschaubare Ziele sowie kognitive und verhaltensbezogene Strategien festgelegt,
um diese Ziele zu erreichen.

Bei der verhaltenstherapeutischen Behandlung von Depressionen zielen die kognitiven Strategien hauptsächlich
darauf ab, die automatischen und sich selbst erhaltenden
negativen Gedanken zu verändern. Diese negativen Gedanken oder „kognitiven Verzerrungen" sind Hypothesen,
die durch vorsichtiges Befragen und angeleitetes Entdecken untersucht, überprüft und verändert werden können.
Nach Beck haben kognitive Verzerrungen ihren Ursprung
in negativen Schemata, die in der Kindheit und Adoleszenz
erworben werden, beispielsweise durch den Verlust eines
Elternteils, Kritik seitens der Eltern und der Lehrer oder
aufgrund von Ablehnung und Schikanen durch Gleichaltrige. Im späteren Leben können diese negativen Schemata durch belastende Ereignisse reaktiviert werden, die den
Situationen der Kindheit und Jugend stark oder auch nur
entfernt ähneln. Drei Beispiele für kognitive Verzerrungen, die bei einer Depression auftreten, sind die „selektive
Abstraktion", das „dichotome Denken" und das „Katastrophendenken". Zur selektiven Abstraktion gehört, dass
man ein einzelnes negatives Ereignis oder einen einzelnen
negativen Zustand überbewertet und dadurch andere, posi-
tivere Aspekte aus dem Blick verliert. Beispielsweise kann
eine Person voll und ganz mit der Tatsache beschäftigt
sein, dass sie gegenwärtig keine Beziehung hat, und dabei

übersehen, dass sie eine unterstützende Familie und viele gute Freunde hat. Zum dichotomen Denken gehört das Schwarz-Weiß- bzw. Alles-oder-nichts-Denken. Ein gängiges Beispiel für dichotomes Denken bei stationären Patienten mit einer Depression ist „Wenn er mich heute nicht besucht, dann liebt er mich nicht." Ein weiteres, subtileres Beispiel ist: „Wenn ich nicht bis zum Geburtstag meines Sohnes aus dem Krankenhaus komme, wird er meinen, dass ich ihn nicht liebe." Zum Katastrophendenken gehört, dass man die möglichen Konsequenzen eines Ereignisses oder einer Situation übertreibt. Ein Beispiel ist: „Die Schmerzen in meinem Knie werden immer schlimmer. Wenn ich im Rollstuhl sitze, kann ich nicht mehr arbeiten und mein Haus abbezahlen. Es wird also so weit kommen, dass ich mein Haus verliere und auf der Straße sitze."

Bei einer KVT im Rahmen einer Depressionsbehandlung zielen die Verhaltensstrategien hauptsächlich darauf ab, positives Verhalten auszubilden und zu verstärken; sie beruhen auf den Prinzipien der (oben erörterten) klassischen Konditionierung und der operanten Konditionierung. Bei der operanten Konditionierung wird spontanes Verhalten durch die Folgen, die es hervorruft, verändert. Der Psychologe Edward L. Thorndike (1874–1949) konstruierte einen sogenannten „Problemkasten" und beobachtete Katzen bei dem Versuch, sich aus diesem Gefängnis zu befreien. Dazu mussten die Tiere lernen, einen bestimmten Hebel zu betätigen; als Anreiz und Verstärkung diente Futter, das vor den Käfig gestellt wurde. Wie sich herausstellte, prägte sich der Mechanismus bei den Tieren schneller und besser ein, wenn sie eine positive Konsequenz (Freiheit und Futter) zu erwarten hatten. Daraufhin formulierte Thorndike das

„Effektgesetz": Zufällige Handlungen, die positive Konsequenzen für ein Individuum haben, prägen sich stärker ein und werden deshalb häufiger eingesetzt. Der Psychologe Frederic Skinner (1904–1990) arbeitete Thorndikes Ideen weiter aus, indem er die Begriffe Verstärkung und Bestrafung einführte, die im Folgenden zusammengefasst sind (Tab. 3.2).

Nach der Lerntheorie bzw. dem „Behaviorismus" sind alle Verhaltensweisen durch Konditionierung erlernt; diese Konditionierung erfolgt ausschließlich durch die Interaktion mit der Umwelt. Ein Credo des Behaviorismus ist, dass Verhalten nur auf systematische und beobachtbare

Tab. 3.2 Vier Arten der operanten Konditionierung

Art	Konsequenz	Beispiel	Ergebnis
positive Verstärkung	etwas Gutes wird hinzugefügt	Belohnung von gutem Verhalten mit einem Preis	das Verhalten wird eingeprägt
negative Verstärkung	etwas Schlechtes wird weggenommen	Verwendung von Entspannungstechniken, um Angst abzubauen oder zu beseitigen	das Verhalten wird eingeprägt
positive Bestrafung	etwas Schlechtes wird hinzugefügt	Bestrafung von schlechtem Verhalten mit einem Klaps auf die Hand	das Verhalten wird ausgemerzt
negative Bestrafung	etwas Gutes wird weggenommen	Bestrafung von schlechtem Verhalten durch Wegschließen der Spielkonsole	das Verhalten wird ausgemerzt

Weise untersucht werden kann und dass innerpsychische Prozesse überhaupt nicht berücksichtigt werden müssen. John Watson, der die Studie mit dem kleinen Albert durchgeführt hatte und damit den Weg für Skinners operante Konditionierung ebnete, ging 1914 so weit zu schreiben:

> Gebt mir ein Dutzend gesunde, gut gebaute Kinder und meine eigene spezifizierte Umwelt, um sie darin großzuziehen, und ich garantiere, daß ich irgendeines aufs Geratewohl herausnehme und es so erziehe, daß es irgendein beliebiger Spezialist wird, zu dem ich es erwähle – zum Arzt, Richter, Künstler, Kaufmann, ja sogar zum Bettler und Dieb, ungeachtet seiner Talente, Neigungen, Fähigkeiten und Herkunft seiner Vorfahren.

Obwohl die Behavioristen die Rolle der Umwelt betont haben, war ihre Position nicht so extrem, wie es dieses Zitat vermuten lässt; und im selben Abschnitt fuhr Watson fort: „Ich gehe über die mir bekannten Tatsachen hinaus und gebe das auch zu; aber das machen auch die Verfechter der gegenteiligen Position, und zwar seit Tausenden von Jahren." Der Behaviorismus beruht auf Beobachtung und lässt sich daher leicht in die Praxis umsetzen. Er hat sich oftmals als nützlich erwiesen, um fehlangepasste und schädliche Verhaltensweisen zu ändern. Dennoch wurde er oft dafür kritisiert, dass er innerpsychische Zustände wie Gedanken und Gefühle nicht berücksichtigt und Lernformen, die nicht auf Konditionierung beruhen, etwa das Lernen durch Einsicht, ignoriert. Beim Lernen durch Einsicht handelt es sich um ein fortgeschrittenes Lernprinzip: Schlussfolgerndes Denken und empirisches Wissen über die Welt werden gemeinsam dazu verwendet, ein Problem zu lösen oder ein neues Verständnis zu entwickeln, ohne dabei auf Techniken wie Versuch und Irrtum zurückzugreifen, die bei anderen Lernformen zum Einsatz kommen.

***

1967 entdeckte der Psychologe Martin Seligman (*1942) durch Zufall, dass die Konditionierung von Hunden auch zu ganz anderen Ergebnissen führen kann, als vom Behaviorismus vorhergesagt. Er zeigte, dass Hunde, die gelernt hatten, dass sie Stromstößen nicht entkommen konnten, nicht mehr vor ihnen zu flüchten versuchten, selbst dann nicht, wenn es ihnen die Situation gestattete. Mit anderen Worten: Hatten die Hunde erst einmal gelernt, dass sie keine Kontrolle über ihre Umwelt hatten, gaben sie dauerhaft den Versuch und den Willen auf, sie zu kontrollieren, obwohl sie die Fähigkeit dazu besaßen. Übertragen auf das menschliche Verhalten stellt diese „erlernte Hilflosigkeit" ein einflussreiches kognitives Verhaltensmodell für Depression dar.

Seligman erkannte jedoch, dass nicht alle Hunde, mit denen er experimentierte, erlernte Hilflosigkeit aufwiesen. Denn etwa einem Drittel gelang es, den Stromstößen trotz ihrer Vorerfahrungen zu entgehen. Bei Menschen fand Seligman heraus, dass erlernte Hilflosigkeit mit einem „negativen Erklärungsstil" verbunden ist. Wenn sich beispielsweise mein Freund Bill über etwas, was ich gesagt habe, ärgert, kann ich das folgendermaßen erklären: „Bill ist heute schlecht gelaunt, aber ich bin mir ziemlich sicher, dass er das nächste Mal, wenn ich ihn sehe, wieder ganz in Ordnung sein wird." Das wäre ein positiver Erklärungsstil. Ich kann mir aber auch sagen: „Ich hätte das nie sagen sollen. Ich bin ein egoistischer und rücksichtsloser Mensch, und Bill wird nie wieder mit mir sprechen." Hierbei handelt es sich um einen negativen Erklärungsstil. Nach Seligman lässt sich der Erklärungsstil eines Menschen verändern, und die erlernte Hilflosigkeit kann durch einen „erlernten Optimismus" ersetzt werden. Dies kann mithilfe von Strategien erreicht werden, die den kognitiven Strategien der KVT bei der Behandlung von Depression ähneln. Dazu gehört, dass man negative Interpretationen von Ereignissen erkennt, überprüft, ob sie stimmen, und gegebenenfalls zutreffendere Interpretationen findet.

Erlernte Hilflosigkeit kann sehr früh im Leben beginnen, beispielsweise wenn ein Kleinkind nicht in der Lage ist, die Reaktionen seiner Eltern durch Handlungen wie Lächeln oder Schreien zu beeinflussen. Später im Leben orientieren sich Kinder oft am Verhalten ihrer Eltern. Damit kann ein negativer Erklärungsstil von einem Elternteil an das Kind weitergegeben und somit an die nächste Generation „vererbt" werden. Nach Seligman können Eltern erlernten Optimismus bei ihren Kindern fördern, indem sie als Rollenmodelle für erlernten Optimismus fungieren, den Kindern mehr Kontrolle über ihre Umwelt geben und sie dazu ermutigen, Probleme zu lösen; auf diese Weise kommen sie zu der Überzeugung, Anforderungen erfolgreich bewältigen zu können.

Bei Depressionen ist die KVT eine evidenzbasierte, zeitlich begrenzte und kostenwirksame Behandlung. Aber ebenso wie bei der medikamentösen Behandlung mit SSRIs und anderen Antidepressiva gibt es auch hier kritische Stimmen, die behaupten, die KVT würde nur die oberflächlichen Symptome der Depression behandeln, ohne die eigentlichen Ursachen bzw. die Wurzeln der Störung anzugehen. Seligmans Studien zur erlernten Hilflosigkeit haben gezeigt, dass die Kognitionen und die Verhaltensweisen, die mit einer Depression einhergehen, keineswegs nur in einem Vakuum existieren, sondern dass sie fest in vergangenen Erfahrungen verankert sind. Die psychodynamische Psychotherapie trägt diesem Umstand Rechnung, und Aaron Beck selbst postuliert, dass kognitive Verzerrungen aus negativen Schemata entstehen, die in der Kindheit und während der Adoleszenz erlernt wurden. Die Feststellung, dass die Depression in vergangenen Erfahrungen wurzelt, greift jedoch nicht weit genug. Denn die Depression ist nicht nur in vergangenen Erfahrungen verwurzelt, sondern in der menschlichen Erfahrung an sich.

***

In … *trotzdem Ja zum Leben sagen* (1946) beschreibt der österreichische Neurologe und Psychiater Viktor Frankl (1905–1997) seine Erfahrungen als Insasse eines Konzentrationslagers während des Zweiten Weltkriegs. Seinen Beobachtungen zufolge waren diejenigen, die im Konzentrationslager am längsten überlebten, nicht die körperlich Stärksten, sondern die, die ein Gefühl der Kontrolle über ihre Umwelt aufrechterhielten. Frankl schreibt:

> Wir, die wir im Konzentrationslager gelebt haben, können uns an die Männer erinnern, die durch die Baracken gingen, die anderen trösteten und ihr letztes Stück Brot gaben. Es mögen nur wenige gewesen sein, aber sie sind ein hinreichender Beweis dafür, dass man einem Menschen alles nehmen kann, nur eines nicht: die Freiheit, die eigene Einstellung in jeder gegebenen Situation selbst zu wählen.

Frankls Botschaft ist eine der Hoffnung: Selbst in der absurdesten, schmerzvollsten und menschenunwürdigsten Situation kann man dem Leben einen Sinn abgewinnen, und so auch dem Leiden. Frankls Erfahrungen im Konzentrationslager haben ihn gelehrt, dass unser Hauptantrieb bzw. unsere Hauptmotivation im Leben weder (wie Freud dachte) die Lust ist, noch (wie Adler meinte) die Macht, sondern der *Sinn*. Nach seiner Befreiung aus dem Lager begründete Frankl die Schule der Logotherapie, die manchmal auch als die „Dritte Wiener Schule der Psychotherapie" bezeichnet wird, weil sie auf die Schulen von Freud und Adler folgte. Das Ziel der Logotherapie (vom altgriechischen *logos*, was in diesem Kontext „Sinn" oder „Prinzip" bedeutet) besteht darin, dem Menschen mittels einer Existenzanalyse dabei zu helfen, in seinem Leben einen Sinn zu entdecken. Nach Frankl kann man Sinn durch Kreativität, Authentizität und Einstellung finden:

- indem wir der Welt etwas geben, das wir mit Freude und Kreativität geschaffen haben;
- indem wir die Welt dadurch erleben, dass wir *authentisch* mit unserer Umwelt und mit anderen interagieren;
- indem wir unsere Einstellung ändern, wenn wir einer Situation oder Umständen begegnen, die wir nicht ändern können.

Frankl wird nachgesagt, er habe den Begriff der „Sonntagsneurose" geprägt. Damit ist die Niedergeschlagenheit gemeint, die einen Menschen befällt, wenn er vor dem Beginn einer neuen Arbeitswoche erkennt, wie leer und sinnlos sein Leben ist. Diese existenzielle Leere führt zu allerlei Exzessen und kompensatorischen Verhaltensweisen, darunter neurotische Angst, Vermeidung, Überessen, Alkoholexzesse, Arbeits- und Kaufsucht. Kurzfristig überdecken diese Exzesse und kompensatorischen Verhaltensweisen die existenzielle Leere, aber langfristig verhindern sie, dass man etwas Grundlegendes unternimmt und Sinn im Leben findet. Nach Frankl kann es zu einer Depression kommen, wenn die Diskrepanz zwischen dem, was man ist, und dem, was man sein sollte, so groß wird, dass sie sich nicht mehr überbrücken lässt. Dann erscheinen die eigenen Ziele unerreichbar, und der Betroffene kann sich keine Zukunft mehr vorstellen. In der Vulgata, Psalm 42,8 steht: „Abyssus abyssum invocat" – „Eine Tiefe ruft die andere".

Folglich ist die Depression ein inneres Signal, dass etwas völlig verkehrt ist und aufgearbeitet bzw. verändert werden muss. Solange das nicht geschieht, wird weiterhin eine Diskrepanz bestehen zwischen gelebter Erfahrung und erwünschter Erfahrung, zwischen der Sinnlosigkeit des Alltags und dem menschlichen Verlangen, einen Sinn zu finden, sich selbst zu verwirklichen und alles zu sein, was man zu sein imstande ist. Vom existenziellen Standpunkt aus zwingt die Erfahrung der Depression einen Menschen dazu, sich seiner Sterblichkeit und Freiheit bewusst zu werden, und stellt ihn vor die schwierige Aufgabe, Letzteres im Rahmen des Ersteren umzusetzen. Indem sich der Mensch dieser großen Herausforderung stellt, kann er sich aus dem Korsett befreien, das ihm aufgezwungen wurde, und entdecken, wer er wirklich ist; auf diese Weise beginnt er, seinem Leben einen tiefen Sinn zu geben.

In den letzten Jahrzehnten hat sich die Depression in den Industrieländern regelrecht zu einer Volkskrankheit entwickelt, und Psychiater bezeichnen sie oft als „den Schnupfen der Psychiatrie". Das Risiko, im Laufe des Lebens eine Depression zu entwickeln, wird unterschiedlich hoch beziffert, je nachdem, welche diagnostischen Kriterien herangezogen werden. Die Kriterien des DSM-IV für eine „Major Depression" sind mit den Kriterien der ICD-10 nicht identisch; die schwere Form der im DSM-IV definierten Major Depression entspricht in etwa der „mittelgradigen depressiven Episode" in der ICD-10. Das Lebenszeitrisiko für eine Depression beträgt etwa 15 Prozent, und die Prävalenz der Depression zu einem bestimmten Zeitpunkt liegt etwa bei fünf Prozent. Allerdings wird bei Frauen etwa doppelt so häufig eine Depression diagnostiziert wie bei Männern. Die Ursachen dieser ungleichen Geschlechterverteilung sind noch nicht vollständig geklärt; man geht jedoch davon aus, dass sie teilweise biologisch (eine stärkere genetische Prädisposition, hormonelle Einflüsse), teilweise psychologisch (eine stärkere Neigung zum Grübeln; Frauen investieren mehr in Beziehungen) und teilweise soziokulturell begründet sind (mehr sozialer Druck, diagnostische Verzerrungen bei Ärzten). Depressive Störungen können in jedem Alter auftreten, bei Männern treten sie jedoch am häufigsten im hohen Lebensalter, bei Frauen im mittleren Lebensalter auf. Bei Kindern sind sie relativ selten oder manifestieren sich anders, beispielsweise als Verhaltensstörung.

In der Häufigkeit, mit der Depressionen vorkommen, gibt es deutliche geografische Unterschiede, die größtenteils auf soziokulturelle Faktoren zurückzuführen sind. In traditionellen Gesellschaften betrachtet man menschliches Leid eher als ein Zeichen, dass wichtige Probleme im Leben angegangen werden müssen, und nicht als psychische Störung, die eine professionelle Behandlung erfordert.

Entsprechend ist die Diagnose „Depression" in traditionellen Gesellschaften weniger verbreitet. In einigen asiatischen und afrikanischen Gesellschaften gibt es gar kein Wort oder Konzept für „Depression". Wenn die Menschen dort unter etwas leiden, das man als „Depression" interpretieren könnte, klagen sie über körperliche Beschwerden wie Kopf- oder Brustschmerzen, und nicht über psychische Beschwerden wie gedrückte Stimmung oder Traurigkeit. Frauen aus dem Pandschab, die nach Großbritannien einwandern und dort ein Kind zur Welt bringen, finden es merkwürdig, dass der Arzt sie fragt, ob sie an postpartaler Depression leiden. Erstens ist es ihnen noch nie in den Sinn gekommen, dass eine Geburt etwas anderes als ein erfreuliches Ereignis sein könnte, und zweitens haben sie überhaupt kein Wort, um den Begriff „Depression" ins Pandschabi zu übersetzen.

In modernen Gesellschaften wie Großbritannien oder den USA reden die Menschen bereitwilliger und offener über Depressionen. Daher ist es wahrscheinlicher, dass sie ihre Beschwerden im Sinne einer Depression deuten. Und sie fürchten sich weniger davor, stigmatisiert zu werden, wenn sich herausstellt, dass sie tatsächlich an einer Depression leiden. Gleichzeitig propagieren bestimmte Gruppen mit eigennützigen Interessen (allen voran die Pharmaindustrie) die Vorstellung, dass die Glückseligkeit gewissermaßen der Naturzustand des Menschen sei und dass seelisches Leid eine „Störung" dieses Zustands bedeute. Die Vorstellung, dass die Depression eine psychische Störung ist, kann bei schweren Fällen, wie man sie in der psychiatrischen Klinik antrifft, durchaus hilfreich sein; in den meisten Fällen, bei denen die Symptome leicht und von kurzer Dauer sind, ist es vermutlich sinnvoller, sie als das zu deuten, was sie ist: etwas, das zum Menschsein dazugehört.

Da die Depression mit einer großen Bandbreite von Symptomen belegt ist, trifft die Diagnose potenziell auf Menschen mit ganz unterschiedlichen Symptomen zu. Dieses Problem besteht auch bei anderen psychischen Störungen, die bislang ausschließlich aufgrund ihrer (angeblich) vorherrschenden Symptome definiert werden können. Wenn bei einer Person der Verdacht auf eine Depression besteht, gibt es keine Labortests oder körperlichen Untersuchungen, mit deren Hilfe sich diese Diagnose objektivieren ließe. Der Arzt muss seine Diagnose lediglich mit seiner subjektiven Interpretation der Symptome begründen, die der Patient aufweist. Wenn ein paar dieser Symptome mit den diagnostischen Kriterien für Depression übereinstimmen, kann der Arzt die Diagnose Depression stellen. Wie bei der Schizophrenie (Kap. 2) besteht das Problem bei der Depression darin, dass ihre Definition zirkulär ist: Das Konzept der Depression wird entsprechend den Symptomen der Depression definiert, und die Symptome der Depression werden entsprechend dem Konzept der Depression definiert. Man kann daher nicht sicher sein, ob das Konzept der Depression und ihre Symptome irgendeinem eindeutigen Krankheitsgeschehen entsprechen, zumal sich die Depression mit vielen anderen Kategorien psychischer Störungen überlappt, etwa mit Angststörungen, Persönlichkeitsstörungen und Anpassungsstörungen. Vor allem aus diesem Grund wurde behauptet, das Konzept der Depression sei lediglich ein gesellschaftlich konstruierter Mülleimer für alle möglichen Formen menschlichen Leids.

Selbst innerhalb einer Gesellschaft kann „Depression"
für einen Fachmann etwas anderes bedeuten als für einen
Laien. Indem Fachleute versuchen, ihrem Konzept von
„Depression" universelle Gültigkeit zu verleihen, etwa indem sie es in einer Weise beschreiben, die dem Erleben der
Betroffenen oft gar nicht gerecht wird, laufen sie Gefahr,
nicht nur das Erleben der Betroffenen außer Acht zu lassen, sondern auch den Zusammenhang, in dem dieses Erleben steht, und die Bedeutung, die der Betroffene diesem
Erleben beimisst.

Eine weitere Erklärung dafür, warum die Depression
in manchen Teilen der Welt viel häufiger vorkommt als in
anderen, liegt im Wesen der modernen Gesellschaften begründet, die immer individualistischer geworden sind und
sich immer stärker von Sinn und Werten entfernt haben.
Vielen Menschen erscheint das Leben erdrückend, sinnlos
und einsam. Und viele Menschen empfinden es nicht nur
als sinnlos, sondern auch als absurd. Viele der klügsten und
einfallsreichsten Menschen in der Gesellschaft vergeuden
ihr Leben in einem vermeintlich anspruchsvollen Job, dessen Sinn nicht einmal ihnen selbst klar ist, nur um all den
materiellen Dingen hinterherzujagen, mit denen sie versuchen, ihre innere Leere zu kompensieren. Reduktionistische
Behandlungsansätze wie die kognitive Verhaltenstherapie
konzentrieren sich deshalb auf Kognitions- und Verhaltensmuster, weil sie davon ausgehen, dass das eigentliche
Problem nicht die Realität selbst ist, sondern die Art und
Weise, wie die Realität gelebt und erlebt wird. Vielen depressiven Menschen erscheint dieses Erleben an sich schon
als Gipfel der Absurdität.

Eine Depression kann durch ein Lebensereignis oder durch eine existenzielle Krise ausgelöst werden, wobei manche Menschen offenbar anfälliger für Depressionen sind als andere. Wie bei der Schizophrenie (Kap. 2) gibt es mehrere Gene, die gemeinsam dafür verantwortlich sind, wie anfällig eine Person für eine Depression ist. Je nach genetischer Prädisposition kann eine Depression auftreten, wenn die Belastungsgrenze einer Person überschritten wird. Oft hängen Belastungen mit einschneidenden Lebensereignissen zusammen; das kann der Tod eines geliebten Menschen oder eine Trennung sein, aber auch der Verlust des Arbeitsplatzes oder eine Erkrankung. Solche Ereignisse sind gewiss sehr belastend, aber ein erheblicher Teil der Belastung im Alltag geht auf „Hintergrund"-Stressoren zurück, die vergleichsweise harmlos erscheinen, aufgrund ihrer Dauerhaftigkeit jedoch besonders belastend sein können. Zu den Hintergrund-Stressoren gehören angespannte Beziehungen, schmerzliche Erinnerungen (vor allem Erinnerungen an körperlichen oder sexuellen Missbrauch), Unzufriedenheit im Beruf, Isolierung, Diskriminierung, schlechte Wohnverhältnisse oder unbezahlte Rechnungen. Eine „Hintergrundbelastung" kann aber auch aus der oben erwähnten Diskrepanz zwischen gelebter und erwünschter Erfahrung entstehen.

Wie bereits im Zusammenhang mit der Schizophrenie erläutert, werden die Gene für potenziell beeinträchtigende Störungen normalerweise im Laufe der Zeit aus einer Population verdrängt, weil sich die Betroffenen seltener fortpflanzen. Die Tatsache, dass dies bei der Depression nicht geschehen ist und die verantwortlichen Gene trotz ihrer potenziell beeinträchtigenden Auswirkung bei einem

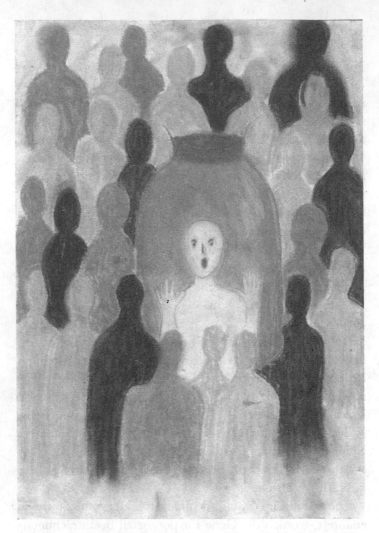

Abb. 3.1 Diese Kreidezeichnung einer schwer depressiven Patientin spielt auf ihren zeitweiligen Rückzug aus der „funktionierenden" Gesellschaft an. Die Monate, die sie in der Klinik verbrachte, gaben ihr nicht nur Zeit, über ihr Leben nachzudenken, sondern auch die Motivation, um schwierige, aber notwendige Veränderungen daran vorzunehmen. Mit der Zeit wurde sie wieder vollständig gesund.

signifikanten Teil der Bevölkerung bestehen bleiben, bedeutet, dass sie einen wichtigen adaptiven oder evolutionären Vorteil bieten müssen.

In seinem Buch *How Sadness Survived: The Evolutionary Basis of Depression* (2008) stellt der Psychiater Paul Keedwell die These auf, dass die Depression ein Mechanismus sein könnte, der sich im Laufe der Evolution entwickelt hat, um den Menschen zu helfen, ihre Artgenossen stärker für ihre Bedürfnisse zu sensibilisieren. Indem betroffene Individuen die Einstellung der Menschen in ihrer Umgebung verändern und Verständnis und Fürsorge einfordern, steigt die Wahrscheinlichkeit, dass sich ihr Zustand bessert. Damit steigen auch die Chancen, dass Betroffene trotz der potenziell beeinträchtigenden Auswirkung der Störung überleben und sich fortpflanzen.

Die moderne Gesellschaft bestärkt den Menschen ständig in der Auffassung, dass er ein soziales Wesen ist, das von der Wiege bis zur Bahre die Gesellschaft und Zuneigung anderer Menschen braucht, und dass sein Wohlbefinden und Glück zum allergrößten Teil, wenn nicht sogar ausschließlich, von engen Beziehungen zu anderen Menschen abhängt. In der Arbeitswelt werden Entscheidungen von Gremien getroffen, in denen Gruppendenken vorherrscht (Kap. 1); Mitarbeiter werden nach ihrer „Teamfähigkeit" bewertet; und die Arbeitspausen dienen dazu, „Networking" zu betreiben und die Bindung an die Gruppe zu festigen. Aber zum Leben eines Menschen gehört auch Einsamkeit. Und möglicherweise hat sich mit der Depression im Laufe der Evolution ein Mechanismus entwickelt, der dem Menschen Gelegenheit bietet, sich aus dem rastlosen Treiben des sozialen Lebens zurückzuziehen und Zeit und Raum für Einsamkeit zu schaffen. Genauso wie uns körperliche Schmerzen eine Verletzung signalisieren und dafür sorgen, dass wir uns schonen und die Verletzung nicht weiter verschlimmern, könnte die Depression dazu dienen, uns aus leidvollen, schädlichen oder aussichtslosen Situationen zu befreien. Die Zeit, der Raum und die Einsamkeit, die eine Depression entstehen lässt, halten uns davon ab, übereilte Entscheidungen zu treffen und befähigen uns dazu, das große Ganze zu sehen und – da wir nun mal soziale Wesen sind – unsere sozialen Beziehungen neu zu bewerten; dies gibt uns die Möglichkeit, über jene Menschen nachzudenken, die uns wichtig sind, und mit ihnen in eine neue, sinnhafte Beziehung zu treten, in der Mitgefühl und Verständnis einen höheren Stellenwert einnehmen.

So gesehen ist es gut möglich, dass sich die Depression im Laufe der Evolution als ein Signal entwickelt hat, das uns darauf hinweist, dass etwas völlig schief läuft und aufgearbeitet und verändert oder zumindest verstanden werden muss. Manchmal sind die Menschen so sehr mit den Nebensächlichkeiten des Alltags beschäftigt, dass sie nicht mehr die Zeit haben, über sich selbst und über ihre Gefühle nachzudenken, und so das große Ganze aus dem Blick verlieren. Die Depression zwingt sie, innezuhalten, ihre Bedürfnisse neu zu bewerten und Prioritäten zu setzen und einen realistischen Plan zu entwickeln, wie sie den eigenen Bedürfnissen gerecht werden können. Obwohl die Depression einem profanen Zweck dienen mag, kann sie den Menschen auch dazu befähigen, eine klarere Sicht und ein tieferes Verständnis vom eigenen Leben und vom Leben im Allgemeinen zu entwickeln. Überall auf der Welt gibt es Sagen, in denen der Held eine Auszeit nimmt und sich zurückzieht, um sich selbst zu finden und dann wieder als Held hervorzutreten. Helden wie Odysseus schrecken nicht davor zurück, sich in den Hades zu begeben, und in der Göttlichen Komödie muss Dante die Hölle und das Fegefeuer durchlaufen, bevor er das Himmelstor erreicht.

> Mittwegs auf unsres Lebens Reise fand
> In finstren Waldes Nacht ich mich verschlagen,
> Weil mir die Spur vom graden Wege schwand.
> Wie hart ists, ach, von diesem Walde sagen,
> Wie wild und rauh und dicht sein Dickicht droht:
> Dran denken nur macht noch aufs neu mich zagen!
> So bitter ists, daß bittrer kaum der Tod.
> Doch heißts vom Heil, das dort ich fand, beginnen,
> Ist noch von andrem Fund zu reden not.
>
> Dante, *Die Göttliche Komödie*

In Bezug auf Alltagsereignisse leiden Menschen mit Depression zwar häufig unter kognitiven Verzerrungen; doch deutet die wissenschaftliche Literatur darauf hin, dass sie ungewisse Ereignisse und ihre möglichen Folgen besser einordnen und ihre Rolle, ihre Fähigkeiten und ihre Grenzen realistischer einschätzen können. Dieser sogenannte „depressive Realismus" kann schwermütige Menschen dazu befähigen, den naiven Optimismus und die rosarote Brille abzulegen, die uns von der Realität abschirmen, und das Leben mit einem höheren Maß an Realitätsgenauigkeit zu betrachten und Ereignisse entsprechend einzuschätzen. Wenn dem so ist, müssen wir unsere Auffassung von der

Depression korrigieren und die vermeintliche Störung als eine „gesunde Ahnung" definieren, dass das Leben keinen Sinn hat und dass die moderne Gesellschaft absurd und entfremdend ist. Viele Psychiater sehen in dieser Auffassung etwas geradezu Ketzerisches, und würden sie am liebsten mit einem Bannfluch belegen. Doch die Frage nach dem Sinn des Lebens ist nun mal die wichtigste Frage, die der Mensch sich stellen kann; und die Auffassung, dass das Leben keinen Sinn hat, ist ebenso plausibel wie jede andere. Der Literatur-Nobelpreisträger William Faulkner stand unter dem Einfluss seiner eigenen lebenslangen Depression, als er schrieb:

> Als der Fensterrahmen seinen Schatten auf die Vorhänge warf, war es zwischen sieben und acht, und dann hörte ich die Uhr und fand die Zeit wieder. Es war Großvaters Uhr, und als Vater sie mir gab, sagte er, Quentin, ich gebe dir das Mausoleum allen Hoffens und Wünschens; es ist geradezu grausam wahrscheinlich, daß du sie dazu verwendest, um die reductio ad absurdum aller menschlichen Erfahrung zu erlangen, das deinen persönlichen Bedürfnissen nicht mehr zugute kommen dürfte als den seinen oder denen seines Vaters. Ich gebe sie dir, nicht damit du dich der Zeit erinnerst, sondern daß du sie hin und wieder einen Augenblick lang vergessen und nicht deinen ganzen Atem daran verschwenden mögest, sie zu besiegen. Denn keine Schlacht wird jemals gewonnen, sagte er. Sie werden nicht einmal geschlagen. Das Schlachtfeld enthüllt dem Menschen lediglich seine eigene Dummheit und Verzweiflung, und Sieg ist nur eine Illusion von Philosophen und Toren.
>
> William Faulkner, *Schall und Wahn*

Und so war es auch bei Arthur Schopenhauer, als er schrieb:

> Diese Nichtigkeit findet ihren Ausdruck an der ganzen Form des Daseins, an der Unendlichkeit der Zeit und des Raumes, gegenüber der Endlichkeit des Individuums in beiden; an der dauerlosen Gegenwart, als der alleinigen Daseinsweise der Wirklichkeit; an der Abhängigkeit und Relativität aller Dinge; am steten Werden ohne Sein; am steten Wünschen ohne Befriedigung; an der steten Hemmung des Strebens, durch die das Leben besteht, bis dieselbe einmal überwunden wird.
>
> Arthur Schopenhauer, *Parerga und Paralipomena: Kleine philosophische Schriften*

Aber natürlich hätte es niemand besser auf den Punkt bringen können als Shakespeare, der seinen Macbeth in tiefster Verzweiflung sagen lässt:

> Morgen, und morgen, und dann wieder morgen,
> Kriecht so mit kleinem Schritt von Tag zu Tag,
> Zur letzten Silb' auf unserm Lebensblatt;
> Und alle unsre Gestern führten Narr'n
> Den Pfad des stäub'gen Tods. – Aus! Kleines Licht! –
> Leben ist nur ein wandelnd Schattenbild;
> Ein armer Komödiant, der spreizt und knirscht
> Sein Stündchen auf der Bühn', und dann nicht mehr
> Vernommen wird: ein Märchen ist's, erzählt
> Von einem Dummkopf, voller Schall und Wahn,
> Das nichts bedeutet.
>
> William Shakespeare, *Macbeth*

Daher kann man, wenn auch nur in einigen Fällen, die Depression nicht als eine psychische Störung ansehen, sondern als einen Zustand der Objektivität, den Menschen erreichen, die außergewöhnlich intelligent und wahrnehmungsfähig, aber auch ausgesprochen mutig sind. Charles Baudelaire, Winston Churchill, Hart Crane, Charles Dickens, William Faulkner, Michel Foucault, Graham Greene, William James, Abraham Lincoln, John Stuart Mill, Isaac Newton, Friedrich Nietzsche, Rainer Maria Rilke, Arthur Schopenhauer, Leo Tolstoi, Evelyn Waugh und Tennessee Williams hatten sehr wenig miteinander gemein, außer drei Dingen: Genialität, Depression und bleibenden Ruhm. Und obwohl das Leben an sich sinnlos ist, ist es ihnen gelungen, ihm einen Sinn zu geben.

4

Die manisch-depressive Erkrankung – „jener edle Wahnsinn"*

Wenn aber einer ohne diesen Musenwahnsinn zu den Pforten der Dichtkunst kommt, in der Überzeugung, er könne auch wohl durch Kunst ein guter Dichter werden, der wird teils selber als ein Ungeweihter erachtet, teils wird seine Dichtung als die des Besonnenen von der der Wahnsinnigen verdunkelt.

Platon, *Phaidros*

Die manisch-depressive Erkrankung oder bipolare Störung ist eine affektive Störung, die durch wiederholt auftretende Episoden mit abnorm gehobener Stimmung („Manie") und Depression gekennzeichnet ist. Die Häufigkeit und Schwere der manischen und der depressiven Episoden kann von Person zu Person sehr unterschiedlich sein, ebenso der jeweilige Anteil von manischen und depressiven Episoden. Um die diagnostischen Kriterien für eine bipolare Störung zu erfüllen, muss der Betroffene

---

* Die Umschreibung stammt aus einer Versepistel des englischen Dichters Michael Drayton (1563–1631) und bezieht sich auf den Dramatiker Christopher Marlowe: „For that fine madness still he did retain / Which rightly should possess a poet's brain". *Epistle to Henry Reynolds, Of Poets and Poesy*, 1627, zitiert in Spingarn, J. E. (Hrsg.) (2005). *Critical Essays of the Seventeenth Century*. Bd. 1: 1605–1650. New York: Elibron Classics, S. 137.

© Springer-Verlag GmbH Deutschland, ein Teil von Springer Nature 2011
N. Burton, *Der Sinn des Wahnsinns – Psychische Störungen verstehen*,
https://doi.org/10.1007/978-3-662-58782-9_4

mindestens eine manische Episode gehabt haben, ungeachtet dessen, ob er auch eine depressive Episode hatte; denn auf eine manische Episode folgt früher oder später fast immer eine depressive Episode.

Die Monoaminhypothese der Depression, wonach die Depression auf eine *verminderte* Aktivität der monoaminergen Neurotransmitter Serotonin, Noradrenalin und Dopamin im Gehirn zurückgeht (Kap. 3), deutet darauf hin, dass die Manie auf eine *erhöhte* Aktivität derselben Neurotransmitter zurückzuführen ist. Diese Hypothese wird durch den Befund gestützt, dass Stimulanzien wie Amphetamin und Kokain, welche die Aktivität der monoaminergen Neurotransmitter erhöhen, eine Manie auch verschlimmern oder sogar auslösen können.

Während einer manischen Episode kleiden sich die Betroffenen oft ungewöhnlich bunt und auffällig; merkwürdig kombinierte Kleidung wird durch unpassende Accessoires wie Hüte und Sonnenbrillen sowie grelles Make-up, übertriebenen Schmuck und Body-Art ergänzt. Die Betroffenen sind typischerweise hyperaktiv und wirken auf andere abwechselnd unterhaltsam, charmant, kokett, wachsam, durchsetzungsfähig oder aggressiv. Obwohl Menschen mit einer Manie in der Regel euphorisch, optimistisch und selbstbewusst sind und ein übersteigertes Selbstwertgefühl sowie Größenideen entwickeln, können sie auch leicht reizbar oder weinerlich sein; dabei kommt es zu einem raschen und unerwarteten Wechsel von einem Extrem ins andere. Ihre Gedanken rasen und können oft nicht schnell genug in Sprache umgesetzt werden, weswegen die Betroffenen gehetzt sprechen und in ihrem Redefluss kaum zu bremsen sind. Der Schriftsteller, Künstler und Kunstkritiker John Ruskin (1819–1900) hat die Manie folgendermaßen beschrieben: „Ich rolle weiter wie ein Ball, wenn man einmal davon absieht, dass ich im Widerspruch zu den Bewegungsgesetzen keinen Reibungswiderstand habe, um mit meinen Gedanken fertig zu werden, und es fällt mir schwer, mich selbst aufzuhalten, wenn es sonst nichts gibt, was mich aufhält. (…) Mir ist fast übel und schwindlig von all den Dingen in meinem Kopf – Gedankengänge setzen ein und verzweigen sich bis ins Unendliche, sie kreuzen sich und sind alle verlockend und wollen ausgearbeitet werden." Manchmal ist die Sprache des Manikers so weitschweifig und desorganisiert, dass er nicht imstande ist, bei einem Thema zu bleiben und zum Punkt zu kommen; grammatikalische Regeln werden als einengend empfunden und einfach ignoriert, und die Ketten des üblichen Wortschatzes durch überraschende Wortneuschöpfungen gesprengt. Manchmal spricht der Maniker sogar in Reimen oder ergeht sich in Wortspielen. Hier ein extremes Beispiel für die Ideenflucht und das assoziative, wortspielerische Sprechen eines Manikers: „Sie dachten, ich wäre zu Hause in der Speisekammer … Kuckuck … da ist ein Zauberkasten. Armer Liebling Katharina, weißt du, Katharina die Große, der Feuerrost, ich bin immer oben auf dem Schornstein. Ich möchte vor Freude schreien … Halleluja!" (Sims 1993). Für andere ist das, was der Maniker erzählt, kaum nachvollziehbar oder verständlich.

Menschen mit einer Manie stecken typischerweise voller großartiger und völlig unrealistischer Ideen und schmieden Pläne, die sie aber bald wieder aufgeben. Sie zeigen ein impulsives, vergnügungssüchtiges und ungehemmtes Verhalten, zu dem beispielsweise rücksichtsloses Autofahren, der Konsum illegaler Drogen, der sorglose, ungezügelte Umgang mit Geld oder sexuelle Kontakte mit wildfremden Menschen gehören können. Die Gefahr ist also groß, dass sie sich selbst oder andere schädigen, in Schwierigkeiten mit der Polizei und den Behörden geraten oder von skrupellosen Menschen ausgenutzt werden. Bei einer Manie kann es auch zu psychotischen Symptomen wie Halluzinationen oder Wahnvorstellungen kommen, die das Verhalten des Betroffenen umso bizarrer und fremder erscheinen lassen. Die Inhalte von Wahn oder Halluzinationen sind in der Regel „stimmungskongruent", d. h., sie passen zur manisch-gehobenen Stimmung. Häufig entwickeln die Betroffenen einen Größenwahn mit Wahnthemen, die der eigenen Person eine besondere Bedeutung, einen besonderen Status oder besondere Fähigkeiten zuschreiben. Beispielsweise kann ein Maniker glauben, er sei ein brillanter Wissenschaftler und stehe kurz davor, ein Heilmittel für Aids zu finden. Oder er ist davon überzeugt, er sei ein außergewöhnlich talentierter Unternehmer und sei von der Königin beauftragt worden, Großbritannien von der Armut zu befreien. Menschen mit einer Manie haben in der Regel nur eine sehr begrenzte Einsicht in ihren psychischen Zustand, und es fällt ihnen schwer, zu akzeptieren, dass sie krank sind. Dementsprechend widersetzen sie sich meist jeglichen Behandlungsversuchen und richten in der Zwischenzeit einen enormen Schaden an, was ihre Beziehungen, ihre berufliche und finanzielle Situation und ihre Gesundheit betrifft. Ein typischer Fall von Manie ist der von Frau S.:

> Vor zehn Monaten begann Frau S., eine ambulante psychiatrische Pflegefachkraft, sich im Vergleich zu sonst viel

heiterer und voller Energie zu fühlen. Bei der Arbeit machte sie viele Überstunden und übernahm zusätzliche Aufgaben. Als sie erfuhr, dass einer ihrer Kollegen sie für ein Risiko hielt, kündigte sie kurzerhand ihre Stelle, mit der Begründung, sie brauche mehr Zeit, um sich ihren vielen Plänen und Projekten zu widmen. Zu diesem Zeitpunkt litt sie bereits an Gedankenrasen und schlief nur noch drei bis vier Stunden pro Nacht. Sie mietete einen Waschsalon und machte sich daran, ihn in eine Mehrzweckeinrichtung umzuwandeln. Dann kaufte sie drei Häuser und vermietete sie an die Armen. Sie wurde sehr extravertiert und machte Dinge, die überhaupt nicht ihrem üblichen Verhalten und Wesen entsprachen: Sie kleidete sich auffällig, rauchte Marihuana und wurde wegen Trunkenheit und Erregung öffentlichen Ärgernisses verhaftet. Vor vier Monaten sank ihre Stimmung zusehends; sie fühlte sich miserabel und schämte sich für ihr Verhalten. Heute geht es ihr besser, aber sie musste ihr Haus verkaufen, um ihre Schulden abzuzahlen. Ihr Psychiater schlug ihr vor, ein stimmungsstabilisierendes Medikament einzunehmen, aber es widerstrebt ihr, seinem Rat zu folgen.

Menschen mit einer bipolaren Störung können auch eine Episode mit gehobener Stimmung durchlaufen, die nicht als Manie, sondern als Hypomanie bezeichnet wird. Die Symptome der Hypomanie ähneln denen einer Manie, sind jedoch weniger schwer und ausgeprägt. Die Stimmung ist gehoben, expansiv oder reizbar. Aber im Gegensatz zur Manie sind weder psychotische Merkmale vorhanden, noch ist die soziale Funktionsfähigkeit *deutlich* beeinträchtigt. In manchen Fällen ist die Leistungsfähigkeit sogar erhöht: Die Betroffenen stecken voller kreativer Ideen und Energie, arbeiten effektiver und stehen bei gesellschaftlichen Anlässen im Mittelpunkt. Ihre Urteilsfähigkeit kann jedoch beeinträchtigt sein, und sie laufen Gefahr, übereilte und riskante oder selbstschädigende Entscheidungen zu treffen. Hypomanie kann ein Vorbote der Manie sein, und in solchen Fällen lautet die Diagnose schlicht „Manie".

Menschen, die eine oder mehrere manische Episoden hinter sich haben, machen gewöhnlich auch depressive Episoden durch. Mitunter kommt es auch zu gemischten Episoden mit manischen *und* depressiven Merkmalen. Die depressiven Episoden können bei einer bipolaren Störung durchaus schwerwiegend sein; nicht selten kommt es zu psychotischen Symptomen und Suizidgedanken. Daher können psychotische Symptome sowohl das Merkmal einer Manie, als auch das Merkmal einer Depression sein, aber auch das Merkmal anderer psychischer Störungen wie der Schizophrenie oder der kurzen psychotischen Störung (Kap. 2). Psychotische Symptome entsprechen in der Regel dem, was sich die Öffentlichkeit gemeinhin unter „Verrücktsein" vorstellt, und entsprechend groß ist die Furcht vor den Betroffenen, die als unberechenbar und potenziell gefährlich gelten. Dabei geht von Menschen mit bipolarer Störung und anderen psychotischen Störungen keine größere Fremdgefährdung aus als von der Allgemeinbevölkerung. Vielmehr ist das Risiko, dass sie sich selbst Schaden zufügen oder emotional, sexuell oder finanziell ausgenutzt werden, viel größer als bei anderen Menschen. Anders als bei Herzerkrankungen oder Diabetes beginnt die bipolare Störung gewöhnlich in den besten Lebensjahren, wenn die Menschen voller Pläne und Träume für die Zukunft stecken. Viele Betroffene leiden unter der Diagnose, weil sie fürchten, ihre Träume nicht mehr verwirklichen zu können. Sehr verbreitet ist auch die Angst, von den Menschen, die ihnen am nächsten stehen und am teuersten sind, fallengelassen zu werden. Gemischte Gefühle von Verlust, Hoffnungslosigkeit und Schuld können sich verschlimmern oder eine depressive Episode verlängern. Sie können auch Anlass für weitere depressive Episoden sein und in einigen Fällen sogar zu Selbstschädigungs- oder Suizidgedanken führen. Bedauerlicherweise nehmen sich etwa zehn Prozent der Menschen mit bipolarer Störung das Leben. Am größten ist das Suizidrisiko während der depressiven Episoden und während der gemischten Episoden, wenn sowohl manische als auch depressive Symptome vorhanden sind. Auch Unfälle sind bei Menschen mit bipolarer Störung verbreitet, besonders in den manischen Episoden, wenn ihr Verhalten impulsiv und leichtsinnig ist. Beispielsweise bauen sie einen Autounfall, nehmen versehentlich eine Überdosis Drogen oder verursachen einen Wohnungsbrand. Manische und depressive Episoden können mehrere Tage, aber auch mehrere Monate andauern und werden gewöhnlich durch Phasen mit normaler Stimmungslage unterbrochen. Wie lange diese Intervalle andauern, variiert von Person zu Person und von einer Episode zur nächsten. Das vorrangige Behandlungsziel besteht darin, die Intervalle, in denen die Stimmungslage normal ist, so lange wie möglich auszuweiten. Dies geschieht, indem man die Stimmung stabilisiert und weiteren manischen und depressiven Episoden vorbeugt. Der Fall von Herrn P. veranschaulicht den Verlauf einer bipolaren Störung über mehrere Jahrzehnte hinweg:

Über die Jahre hinweg hatte ich mehrere Hochs, aber nur ein einziges Tief.

Immer wenn ich in Hochstimmung war, begeisterten mich diverse Projekte, und ich arbeitete entschlossen und erfolgreich daran. Während solcher Hochs schrieb ich den Großteil zweier Bücher und kandidierte als Unabhängiger für das Parlament. Ich ging, wenn überhaupt, sehr spät zu Bett und wachte sehr früh auf. Müde fühlte ich mich überhaupt nicht. Es gab Zeiten, in denen ich den Kontakt zur Realität verlor und nicht mehr zu bremsen war. In solchen Phasen sprang ich von einem Projekt zum nächsten, ohne eines davon zu Ende zu bringen, und ich machte viele Dinge, die ich später bedauerte. Einmal dachte ich, ich sei Jesus und hätte die Aufgabe, die Welt zu retten. Das war ein äußerst besorgniserregender Gedanke.

In meiner depressiven Phase war ich ein ganz anderer Mensch. Ich hatte das Gefühl, das Leben sei sinnlos und es gäbe nichts, für das es sich zu leben lohnt. Obwohl ich nicht ernsthaft daran gedacht habe, mich umzubringen, hätte es mir nichts ausgemacht, zu sterben. Ich hatte weder den Wunsch noch die Energie, selbst die einfachsten Dinge zu erledigen. Stattdessen schlug ich die Zeit tot, schlief oder lag wach im Bett und machte mir Sorgen über die finanziellen Probleme, die ich mir während meiner manischen Phasen eingebrockt hatte. Ich hatte auch so ein unwirkliches Gefühl, dass sich die Menschen gegen mich verschworen hatten und so taten, als sei alles normal, wo doch alles so unwirklich war. Mehrmals bat ich den Arzt und die Schwestern, mir ihren Ausweis zu zeigen. Denn ich konnte einfach nicht glauben, dass sie real waren.

Die Bezeichnungen für die beiden bipolaren Extreme, „Melancholie" (Depression) und „Manie" stammen beide aus dem Altgriechischen. „Melancholie" leitet sich von *melas* (= schwarzblau, dunkel) und *chole* (= Galle, Zorn) ab. Der berühmteste Arzt des Altertums, Hippokrates, der die Lehre von den vier Körpersäften und den vier Temperamenten begründete, war der Auffassung, die Depression gehe auf ein Übermaß an schwarzer Galle zurück. Der klinische Begriff für Melancholie, „Depression", ist viel neueren Ursprungs und leitet sich vom lateinischen *deprimere* für „niederdrücken" ab. „Manie" hängt mit *menos* (= Kampfesmut, Kraft, heftiges Verlangen), mit *mainesthai* (= rasend, verrückt werden) und mit *mantis* (= Seher, Wahrsager) zusammen. Der Begriff geht aber auch auf die indoeuropäische Wurzel *men-* (= Geist) zurück, mit der interessanterweise auch das Wort „Mensch" in Verbindung gebracht wird.

Schon die alten Griechen stellten einen Zusammenhang zwischen Melancholie und Manie her. Der Arzt und Philosoph Aretaios von Kappadokien, der um 100 n. Chr. in der heutigen Türkei lebte, beschreibt eine Gruppe von Patienten mit manisch-depressivem Störungsbild: „Wenn der Wahnsinn als Hitzigkeit auftritt, lachen die Kranken, scherzen, tanzen Tag und Nacht, auch öffentlich auf dem Markt, zuweilen auch bekränzt wie Sieger nach einem Wettkampf. Diese Form ist für die Umgebung noch erträglich. (…) Die Eingebungen dieser Kranken kennen keine Grenzen. Sie sind davon überzeugt, Experten in Astronomie, Philosophie oder in der Dichtkunst zu sein." Zu anderen Zeiten seien sie dann „wie benommen, düster und sorgenvoll". Obwohl Aretaios glaubte, dass beide Verhaltensmuster auf ein und dieselbe Störung zurückgingen, konnte sich diese Vorstellung bis ins moderne Zeitalter nicht durchsetzen.

Das moderne psychiatrische Konzept der bipolaren Störung hat seinen Ursprung im 19. Jahrhundert. 1854 beschrieben Jules Baillarger (1809–1890) und Jean-Pierre Falret (1794–1870) unabhängig voneinander vor der Académie de Médicine in Paris Manie und Melancholie als Ausprägung derselben Krankheit. Baillarger nannte die Krankheit wegen ihres wechselnden Störungsbilds *folie à double forme*, während Falret mit seiner Bezeichnung *folie circulaire* bereits die „zirkuläre" Verlaufsform der bipolaren Störung beschrieb. Falret beobachtete, dass die Störung in bestimmten Familien gehäuft auftrat und folgerte zu Recht, dass sie eine starke genetische Grundlage hat. Anfang des 20. Jahrhunderts untersuchte der bedeutende deutsche Psychiater Emil Kraepelin (1856–1926) den natürlichen Verlauf der unbehandelten Störung und erkannte, dass die Abfolge von Manie und Depression durch Intervalle unterbrochen war, in denen die Patienten kaum Symptome zeigten. In der sechsten Auflage seines großen Lehrbuchs der Psychiatrie (1899) grenzte er die Störung endgültig von der Dementia praecox (Schizophrenie) ab und nannte sie „manisch-depressives Irresein". Kraepelin hob hervor, dass das manisch-depressive Irresein im Gegensatz zur Dementia praecox episodisch und gutartig verlief. Interessanterweise unterschied Kraepelin nicht zwischen unipolaren und bipolaren affektiven Störungen, sondern fasste alle Gemütserkrankungen in einer einzigen großen Krankheitsgruppe zusammen. Erst in den 1960er Jahren führten neue Forschungsergebnisse zu einer klaren Abgrenzung zwischen Menchen, die sowohl manische als auch depressive Episoden haben, und solchen, die nur depressive Episoden mit psychotischen Symptomen

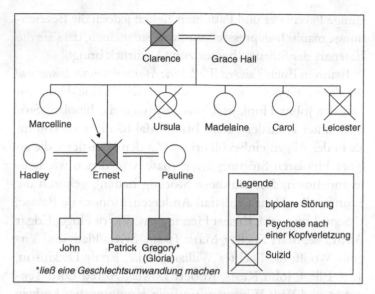

Abb. 4.1 Stammbaum der Familie von Ernest Hemingway, der unter einer bipolaren Störung litt. Jean-Pierre Falret hatte bereits im 19. Jahrhundert beobachtet, dass die Störung in bestimmten Familien gehäuft auftrat, und korrekterweise postuliert, dass sie stark genetisch bedingt ist. Sowohl Hemingways Vater als auch sein Sohn Gregory litten unter der Störung. (Quelle: Jamison 1993).

haben. Auf sie geht die moderne Betonung der Bipolarität als das charakteristische Merkmal der Störung zurück.

Die Begriffe „manisch-depressive Erkrankung" und „bipolare Störung" sind relativ neu und stammen aus den 1950er bzw. 1980er Jahren. Der Begriff „bipolare Störung" (oder „bipolare affektive Störung") gilt als weniger stigmatisierend als der ältere Begriff „manisch-depressive Erkrankung" und hat sich daher weitgehend durchgesetzt.

Einige Psychiater und Patienten ziehen jedoch die Bezeichnung „manisch-depressiv" vor, weil sie meinen, dass sie die Eigenart der Störung besser zum Ausdruck bringt.

In ihrem Buch *Touched With Fire: Manic-depressive Illness and the Artistic Temperament* (1993) schätzt Kay Redfield Jamison von der Johns Hopkins University, dass die bipolare Störung unter Künstlern zehn bis 40 Mal häufiger vorkommt als in der Allgemeinbevölkerung. Zu den Künstlern, die an einer bipolaren Störung litten (bzw. von denen wir heute annehmen, dass sie diese Störung hatten), gehören die Schriftsteller Hans Christian Andersen, Honoré de Balzac, F. Scott Fitzgerald, Ernest Hemingway, Victor Hugo, Edgar Allan Poe, Mary Shelley, Mark Twain, Sylvia Plath und Virginia Woolf; die Dichter William Blake, Emily Dickinson, T. S. Elliot, John Keats, Robert Lowell, Alfred Lord Tennyson und Walt Whitman; und die Komponisten Ludwig van Beethoven, Hector Berlioz, Georg Friedrich Händel, Gustav Mahler, Sergej Rachmaninow, Robert Schumann und Peter Tschaikowsky. Manche dieser Künstler gingen so weit, ihren kreativen Genius auf ihre „Geistesstimmung" zurückzuführen. Edgar Allan Poe beispielsweise lässt den namenlosen Erzähler in seiner semi-autobiografischen Kurzgeschichte *Eleonora* berichten:

Ich stamme aus einem Geschlecht, das durch kraftvolle Phantasie und heiße Leidenschaftlichkeit ausgezeichnet ist. Die Menschen haben mich einen Wahnsinnigen genannt; aber es ist noch die Frage, ob der Wahnsinn nicht die höchste Stufe der Geistigkeit bedeutet, ob nicht vieles Glorreiche und alles Tiefe seinen Ursprung in einer Krankhaftigkeit des Gedankens, in dem besonderen Wesen eines Zustandes hat, der auf Kosten des allgemeinen Verstandes aufs äußerste, und zwar einseitig, erregt ist. Die Menschen, die am hellen Tage träumen, lernen Dinge kennen, die denen entgehen müssen, die nur nachts träumen. Durch den grauen Nebel ihrer Visionen dringen die ersten Lichtschimmer der Ewigkeit zu ihnen, und halb erwachend fühlen sie mit Schaudern, dass sie einen Augenblick lang an das große Geheimnis gerührt haben. Ruckweise erfassen sie einiges von der Weisheit, die gut, und vieles von der Erkenntnis, die böse ist. Sie dringen ohne Ruder und Kompass auf dem ungeheuren Ozean des „unaussprechlichen Lichtes" vor.

Poes Gedicht *Der Rabe* erzählt vom geheimnisvollen Besuch eines sprechenden Raben bei einem verzweifelten Ich-Erzähler, den der Tod seiner Geliebten an den Rand des Wahnsinns gebracht hat. Das Gedicht ist bekannt wegen seiner Musikalität, stilisierten Sprache und übernatürlichen Atmosphäre. Es ist durchaus möglich, dass der Rabe ein Symbol für Poes psychische Störung oder für seinen damit zusammenhängenden Alkoholismus ist. In der letzten Strophe des Gedichts spielt der Dichter auf Pallas Athene an, die Göttin der Weisheit, die in voller Rüstung, mit Schild und Speer, der Stirn ihres Vaters Zeus entsprang.

Und auf meinem Türgerüste, auf der bleichen Pallasbüste, Unverdrossen, ohn' Ermatten, sitzt mein dunkler Gast noch immer.
Sein Dämonenauge funkelt und sein Schattenriss verdunkelt Das Gemach, schwillt immer mächt'ger und wird immer grabesnächt'ger –
Und aus diesen schweren Schatten hebt sich meine Seele nimmer!

Die Schriftstellerin Virginia Woolf (1882–1941) litt von früher Jugend an unter einer schweren bipolaren Störung mit psychotischen Symptomen. Im Alter von 59 Jahren nahm sie sich das Leben, indem sie ihre Manteltaschen mit Steinen beschwerte und sich in der Ouse, einem Fluss in Südengland, ertränkte. In seinem empfehlenswerten Film *The Hours – Von Ewigkeit zu Ewigkeit* (2002), nach Michael Cunninghams Roman *Die Stunden,* hat Regisseur Stephen Daldry diese letzte Episode im Leben der Schriftstellerin (gespielt von Nicole Kidman) eindrucksvoll in Szene gesetzt. Dreh- und Angelpunkt des Films ist Woolfs 1925 erschienener Roman *Mrs Dalloway*, in dem sie ihr Alter Ego, Clarissa Dalloway, folgendermaßen beschreibt: „Sie fühlte sich sehr jung; gleichzeitig unaussprechlich betagt. Sie schnitt wie ein Messer durch alles; war gleichzeitig außerhalb und sah zu. Sie hatte eine nicht endende Empfindung, während sie die Droschken beobachtete, draußen zu sein, draußen, weit draußen auf See, und allein; sie hatte immer das Gefühl, es sei sehr, sehr gefährlich, auch nur einen Tag zu leben." Über ihre psychische Störung schrieb Virginia Woolf in einem Brief an eine Freundin, die Komponistin und Frauenrechtlerin Ethel Smyth:

> Und dann heiratete ich, und dann explodierte mein Verstand in einem Reigen aus Feuerwerkskörpern. Als Erfahrung ist Wahnsinn großartig, das kann ich Dir versichern, und nichts, worüber man die Nase rümpfen sollte; und in seiner Lava finde ich noch die meisten der Dinge, über die ich schreibe. Er schleudert alles Geformte, Endgültige, mit Macht aus einem heraus, nicht nur in kleinen Rinnsalen, wie die Normalität es tut. Und die sechs Monate (…), die

ich im Bett lag, lehrten mich eine Menge über das, was
man das eigene Ich nennt.

In den 1970er Jahren führte Nancy Andreasen an der University of Iowa die erste empirische Studie über Kreativität
und psychische Störungen durch. Sie untersuchte die psychiatrische Krankengeschichte von 30 bekannten Schriftstellern, in der Erwartung, eine ausgeprägte Korrelation
zwischen Kreativität und Schizophrenie zu finden. Hinweise auf Schizophrenie fand sie nicht, dafür stieß sie auf
unerwartet viele Krankengeschichten mit affektiven Störungen: 80 Prozent ihrer Stichprobe hatten zumindest eine
Episode mit Major Depression, Hypomanie oder Manie
durchlaufen; demgegenüber war dies nur bei 30 Prozent der
Kontrollgruppe mit entsprechenden Merkmalen der Fall. In
den folgenden 15 Jahren führte Andreasen Verlaufskontrol-
len durch und fand heraus, dass 43 Prozent der Schriftsteller eine bipolare Störung hatten, während nur zehn Prozent
der Kontrollgruppe und ein Prozent der Allgemeinbevölkerung davon betroffen waren. Im Verlauf dieser Follow-up-
Studie begingen zwei der Schriftsteller Suizid. Für Andreasen „verblassen Fragen der statistischen Signifikanz vor den
klinischen Auswirkungen dieser Tatsache".

Im Jahre 1989 untersuchte die Psychiaterin Kay Redfield Jamison (die selbst an einer bipolaren Störung leidet)
47 britische Schriftsteller und bildende Künstler von der
British Royal Academy und fand heraus, dass 38 Prozent
von ihnen wegen einer affektiven Störung behandelt worden waren; mehr noch, bei der Hälfte der Schriftsteller
in ihrer Stichprobe war eine medikamentöse Behandlung
oder ein Klinikaufenthalt erforderlich gewesen. Die Stu-

dienteilnehmer wurden darüber befragt, wie sich intensive Stimmungen auf ihren kreativen Prozess auswirkten. Viele berichteten, dass es unmittelbar vor oder während der kreativen Episoden zu Veränderungen in Bezug auf Stimmung, Kognition (Denken) und Verhalten kam. Am häufigsten war eine „Steigerung von Enthusiasmus, Energie, Selbstbewusstsein, der Geschwindigkeit geistiger Assoziationen und des Gedankenflusses, eine gehobene Stimmung sowie ein ausgeprägtes Wohlbefinden". Die Teilnehmer berichteten außerdem von einem bemerkenswert geringen Schlafbedürfnis und von Hochstimmung, Erregung und der gedanklichen Vorwegnahme eines Ereignisses oder Handlungsziels. Diese Merkmale überlappen sich stark mit den klinischen Merkmalen der Hypomanie.

Ebenso wie bei der Schizophrenie und bei der Depression bleiben die Gene, die für eine bipolare Störung prädisponieren, trotz ihrer potenziell beeinträchtigenden Auswirkung bei einem signifikanten Teil der Bevölkerung erhalten. Dies deutet darauf hin, dass sie einen wichtigen adaptiven oder evolutionären Vorteil bieten. Im Unterschied zu den meisten psychischen und körperlichen Störungen tritt die bipolare Störung häufiger in höheren sozioökonomischen Schichten auf. Dies deutet darauf hin, dass die prädisponierenden Gene bei Verwandten von Menschen mit bipolarer Störung und vielleicht sogar bei den Betroffenen selbst für größere Leistungen und mehr Erfolg prädisponieren. Ein gutes Beispiel dafür ist die oben erwähnte Kay Redfield Jamison, die nicht nur Professorin für Psychiatrie, sondern auch Honorarprofessorin für Englisch ist. Sie hat zahlreiche Bücher geschrieben, die von der Kritik gefeiert wurden, darunter auch *Meine ruhelose Seele* (1995), wo sie über ihr Leben mit der bipolaren Störung berichtet.

Die Gene, die für eine bipolare Störung verantwortlich sind, können aber nicht nur für den Einzelnen von adaptivem Vorteil sein, sondern auch für ganze Gruppen einer Population. Gruppen mit einem hohen Anteil an kreativen Menschen sind mit großer Wahrscheinlichkeit künstlerisch und kulturell stärker entwickelt als andere. Das schafft ein stärkeres Identitätsbewusstsein, mehr Zielstrebigkeit und einen stärkeren sozialen Zusammenhalt. Außerdem sind sie im wissenschaftlichen und technischen Bereich wahrscheinlich weiter fortgeschritten und somit wirtschaftlich und militärisch erfolgreicher. Angesichts dieser wichtigen adaptiven Vorteile ist die Wahrscheinlichkeit größer, dass diese Populationsgruppen überleben und die Gene, die für eine bipolare Störung prädisponieren, aufrechterhalten und weitergegeben werden.

Bei Verwandten ersten Grades von Menschen mit bipolarer Störung beträgt das Risiko, dass sie im Laufe ihres Lebens ebenfalls eine bipolare Störung entwickeln, etwa zehn Prozent. Ihr Risiko, eine unipolare Depression oder eine schizoaffektive Störung zu entwickeln, ist ebenfalls erhöht. Bei der schizoaffektiven Störung treten affektive *und* schizophrene Symptome innerhalb einer Krankheitsepisode auf. Dass Verwandte ersten Grades von Menschen mit bipolarer Störung höhere Erkrankungsraten von schizoaffektiver Störung aufweisen, stützt die folgende Hypothese: Schizophrenie und affektive Störungen wie die bipolare Störung gehören zum selben Spektrum psychotischer Störungen, wobei die schizoaffektive Störung in der Mitte dieses Spektrums liegt. Interessanterweise wird Kreativität offenbar sowohl durch Gene begünstigt, die für eine Schizophrenie prädisponieren, als auch durch Gene, die für eine bipolare Störung prädisponieren. Wie Friedrich Nietzsche in *Also sprach Zarathustra* so treffend bemerkte: „Ich sage euch: man muss noch Chaos in sich haben, um einen tanzenden Stern gebären zu können."

Es wird oft angenommen, dass besonders kreative Menschen zugleich hochintelligent sind, was die Frage aufwirft, ob Kreativität mit Intelligenz zusammenhängt. Mehrere Studien, die diesen Zusammenhang untersucht haben, deuten darauf hin, dass dies keineswegs der Fall ist und dass nicht alle hochintelligenten Menschen automatisch sehr kreativ sind. Nach der „Schwellenhypothese" des Psychologen Ellis Paul Torrance (1915–2003) ist hohe Intelligenz eine notwendige, aber keine hinreichende Voraussetzung für hohe Kreativität. Das heißt, dass hochkreative Menschen zwar hochintelligent sind, hochintelligente Menschen aber nicht unbedingt sehr kreativ. Die Alternativhypothese lautet, dass hohe Intelligenz und hohe Kreativität von denselben kognitiven Prozessen herrühren. Während Intelligenz darauf beruht, ob und in welchem Maße diese kognitiven Prozesse vorhanden sind, basiert Kreativität auf der nutzvollen *Anwendung* dieser Prozesse. Wenn die Alternativhypothese stimmt, könnten die Gene, die sowohl für psychische Störungen als auch für Kreativität prädisponieren, auch für Intelligenz prädisponieren.

Nach Nancy Andreasen heben sich kreative Menschen dadurch von der schlummernden Masse ab, dass sie offener für Erfahrungen sind und mehr Erkundungsgeist, Risikobereitschaft und Ambiguitätstoleranz aufweisen. Diese Persönlichkeitsmerkmale sorgen dafür, dass kreative Menschen mehr sehen, empfinden und verstehen, sie machen sie aber auch verletzlicher und damit anfälliger für Leid und düstere Stimmungen. Für kreative Menschen ist die Ordnung und die Struktur, die andere als tröstend empfinden, hemmend oder sogar erstickend. Daher haben sie das Bedürfnis, Normen und Konventionen infrage zu stellen, die Sicherheit von Schwarz-Weiß-Definitionen aufzugeben und sich in ergiebigere und facettenreichere „grenzenlose Grauzonen" zu flüchten. Die Freiheit, die sie in dieser Vorhölle finden, ermöglicht ihnen Phasen der höchsten Konzentration und Fokussierung, die einem Trancezustand oder einer hypomanen Episode ähneln. Solche Phasen sind durch ein geschärftes Bewusstsein, frenetische Aktivität und große Produktivität gekennzeichnet – die klassischen Merkmale des kreativen Prozesses.

Der Psychiater Felix Post (1913–2001), der eine detaillierte Studie zu einigen herausragenden Persönlichkeiten des 20. Jahrhunderts durchführte, stellte die These auf, dass der seelische Schmerz, der mit psychischen Störungen einhergeht, an sich schon der Hauptantrieb des kreativen Ausdrucks sei. Und viele Künstler haben bestätigt, dass der kreative Akt sie dazu befähigt, ihre depressiven Qualen zu lindern und zu sublimieren. Wie der Psychiater Anthony Storr (1920–2001) in seinem bemerkenswerten Buch über die schöpferische Einsamkeit schreibt:

> Der kreative Prozess kann den Menschen davor bewahren, von der Depression überwältigt zu werden; er dient dazu, ein Gefühl von Kontrolle wiederzuerlangen, das verloren gegangen ist. In gewisser Weise ist er auch eine Möglich-

keit, um das Selbst wiederherzustellen, das durch Trauer
oder den Verlust des Vertrauens in menschliche Beziehungen beschädigt wurde; dieser Vertrauensverlust geht mit jeder Depression einher, egal, wodurch sie ausgelöst wurde.

Anthony Storr, *Die schöpferische Einsamkeit:*
Das Geheimnis der Genies

In einer Studie von 2007 kamen Claudia Santosa und Kollegen von der Stanford University zu dem Ergebnis, dass die
Studienteilnehmer mit bipolarer Störung und die Studienteilnehmer aus der Kontrollgruppe, die alle kreative Berufe
ausübten, bei Kreativitätstests mit der „Barron-Welsh Art
Scale" signifikant besser abschnitten als die Mitglieder einer
weiteren Kontrollgruppe, die weder an einer bipolaren Störung litten noch besonders kreative Tätigkeiten ausübten.
In einer ähnlichen Studie wollten dieselben Autoren etwas über die Temperamentsmerkmale herauszufinden, die
Menschen mit bipolarer Störung und kreative Menschen
gemein haben. Es stellte sich heraus, dass beide Gruppen
zu Offenheit, Reizbarkeit und Neurotizismus (mit anderen
Worten: zu einer Kombination aus Angst und Perfektionismus) neigten. Besonders interessant aber war das Ergebnis,
dass sowohl die Teilnehmer mit bipolarer Störung als auch
die kreativen Teilnehmer zu einem Wechsel von leichter
Hochstimmung und Depression neigten und dass sich dieser Wechsel nicht abrupt, sondern allmählich verzog.

In leicht depressiven Phasen ziehen sich Menschen mit
bipolarer Störung und kreative Menschen möglicherweise
in sich selbst zurück, sind introspektiv, relativieren Gedanken und Gefühle, blenden irrelevante Gedanken aus und
konzentrieren sich nur auf das Wesentliche. In Phasen mit

leichter Hochstimmung gelingt es ihnen dann, die nötige Vorstellungskraft, Zuversicht und Ausdauer für den kreativen Ausdruck und die Umsetzung ihrer Ideen aufzubringen.

Der schöpferische Prozess ist bei bipolaren Menschen möglicherweise immer durch Stimmungswechsel gekennzeichnet. Solche Stimmungswechsel sind in den Gedichten von Sylvia Plath oder in den Kompositionen von Peter Tschaikowski erkennbar (bei Tschaikowski vielleicht am stärksten in seinem latent biografischen Werk *Schwanensee*). Es muss jedoch betont werden, dass nicht alle Menschen mit einer bipolaren Störung kreativ sind; und diejenigen, die kreativ sind, sind es vor allem in den Remissionsphasen, wenn die Symptome nur leicht oder gar nicht vorhanden sind. Die meisten kreativen Menschen mit bipolarer Störung berichten, dass sie in depressiven Phasen überhaupt nicht kreativ sind. Die Depression dient ihnen jedoch als Quelle der Inspiration für das, was sie als Nächstes hervorbringen. In den manischen oder psychotischen Phasen sind sie ebenso wenig kreativ, weil ihre Konzentration zu schlecht und ihr Denken zu desorganisiert und chaotisch ist, um etwas Kohärentes hervorzubringen. Depressive und manische Episoden stellen eine hohe Belastung für die Betroffenen dar und können zu Suizid oder Suizidversuchen, Selbstvernachlässigung oder Unfällen führen. Sogar hochkreative und erfolgreiche Menschen mit bipolarer Störung, wie z. B. Sylvia Plath oder Virginia Woolf, haben sich schließlich das Leben genommen. Aus diesem Grund sollten psychische Störungen weder romantisiert noch verharmlost werden oder gar unbehandelt bleiben, nur weil sie möglicherweise kreativitätssteigernd sind. Alle psychischen

Störungen sind düster und schmerzvoll, und die meisten Menschen, die darunter leiden, würden diese Erfahrung niemandem wünschen, am allerwenigsten sich selbst.

Ebenso wichtig ist es, herauszustellen, dass viele kreative Genies keine bipolare Störung haben und dass die meisten Menschen mit einer bipolaren Störung keine kreativen Genies sind. Daher ist die bipolare Störung unter logischen Gesichtspunkten weder eine notwendige noch eine hinreichende Voraussetzung für kreativen Schöpfergeist. Da es mehr bipolare Nicht-Künstler als bipolare Künstler gibt, spricht einiges dafür, dass es der kreative Schöpfergeist ist, der für eine bipolare Störung prädisponiert, und nicht umgekehrt. Und wenn Menschen mit bipolarer Störung wirklich kreativer sind als der Durchschnitt, kann dies auch daran liegen, dass sie für eine künstlerische Laufbahn besser geeignet sind und sich daher seltener z. B. den Naturwissenschaften zuwenden. Obwohl also kaum Zweifel bestehen, dass bipolare Störung und kreativer Schöpfergeist miteinander zusammenhängen, gibt es noch keine Forschungsbelege für einen kausalen Zusammenhang und für dessen Richtung; mit anderen Worten, wir wissen nicht, ob eine bipolare Störung durch Kreativität ausgelöst wird oder Kreativität durch eine bipolare Störung.

Das moderne psychiatrische Konzept der bipolaren Störung wurde zwar schon im 19. Jahrhundert entwickelt, aber die ersten wirksamen Behandlungen der bipolaren Störung kamen erst in der zweiten Hälfte des 20. Jahrhunderts auf. Da man beobachtet hatte, dass Fieberkrankheiten wie Malaria psychotische Symptome lindern können, wurde die Fiebertherapie im frühen 20. Jahrhunderts zu einer beliebten Behandlungsmethode bei psychotischen Störungen wie der bipolaren Störung und der Schizophrenie (Kap. 2). 1948 entdeckte der australische Psychiater und Forscher John Cade (1912–1980) durch einen glücklichen Zufall die beruhigenden Eigenschaften des Lithiums, und so konnte man das natürlich vorkommende Salz für die erste wirksame Behandlung der bipolaren Störung nutzen. Für die Betroffenen und ihre Betreuer brach ein Zeitalter der Hoffnung und des Optimismus an. Die Entdeckung von Lithium und anderen stimmungsstabilisierenden Mitteln ließ die altmodischen Behandlungsformen jedoch nicht verschwinden. Eine Methode, die in stark modifizierter Form überlebt hat, ist die Elektrokrampftherapie (EKT). Sie hat sich als eine sichere und wirksame Behandlungsmethode bei schweren affektiven Störungen erwiesen, die nicht auf eine medikamentöse Behandlung ansprechen. Bei der bipolaren Störung wird die EKT jedoch nur selten eingesetzt.

Bevor die Behandlung mit einem Mittel, das die Stimmung stabilisiert, begonnen werden kann, muss jedoch die Diagnose der bipolaren Störung gestellt werden. Dazu schließt der Psychiater zunächst andere psychiatrische und medizinische Diagnosen aus, die der bipolaren Störung ähneln (Tab. 4.1). Die Diagnostik beginnt damit, dass er sich ein klares und detailliertes Bild von den Symptomen des Patienten und von seiner persönlichen und familiären Vorgeschichte macht. Dieser Prozess kann sich einige Zeit hinziehen. Während dieser Zeit wird auch eine vollständige körperliche Untersuchung durchgeführt, Blut- und Urinproben genommen und eine Hirnschichtaufnahme (z. B. eine Computertomografie oder eine Kernspintomografie) veranlasst. Gegebenenfalls wird auch ein zweiter Psychiater oder ein anderer Facharzt (z. B. ein Neurologe oder ein En-

Tab. 4.1   Zustände, die der bipolaren Störung (bzw. der Manie)
ähneln können

---

psychiatrische Zustände

- Drogenkonsum – beispielsweise Alkohol, Amphetamine, Ecstasy und Kokain
- Schizophrenie
- schizoaffektive Störung: mehr oder weniger gleich stark ausgeprägte Symptome sowohl einer Schizophrenie als auch einer affektiven Störung (Depression oder Manie)
- schwere Depression mit psychotischen Symptomen
- andere psychotische Störungen, wie z. B. die kurze psychotische Störung, die der Schizophrenie ähnelt, aber von vergleichsweise kurzer Dauer ist
- zyklothyme Störung: Wiederkehrende Episoden mit hypomanen und depressiven Symptomen, die hinsichtlich Schweregrad und Dauer nicht die vollen diagnostischen Kriterien einer manischen Episode oder einer Major Depression erfüllen. Die zyklothyme Störung kann man als eine leichte Form der bipolaren Störung auffassen
- Persönlichkeitsstörung
- Aufmerksamkeitsdefizit-/Hyperaktivitätsstörung: Unaufmerksamkeit, Impulsivität und Hyperaktivität; die ADHS kann bis ins Erwachsenenalter andauern

körperliche Zustände

- organische Gehirnerkrankung der Frontallappen, wie z. B. bei Schlaganfall, Multipler Sklerose, Tumoren, Epilepsie, AIDS und Neurosyphilis
- Infektionskrankheiten, von denen das Gehirn betroffen ist
- Kopfverletzungen
- endokrine Störungen wie z. B. Schilddrüsenüberfunktion (Hyperthyreoidismus) und Cushing-Syndrom
- Systemischer Lupus erythematodes (SLE)
- Schlafentzug
- Medikamente wie z. B. Antidepressiva, Steroide und L-Dopa

dokrinologe) hinzugezogen. Erst nachdem der Psychiater andere psychiatrische oder medizinische Zustände sicher ausschließen konnte, darf er die Diagnose bipolare Störung stellen.

Ebenso wie andere psychiatrische Diagnosen kann die Diagnose bipolare Störung ein schwerer Schlag für den Betroffenen und seine Angehörigen sein. Wie eine Herzerkrankung oder ein Diabetes ist die bipolare Störung eine schwere und potenziell beeinträchtigende Erkrankung. Aber anders als Herzerkrankungen oder Diabetes ist die bipolare Störung in der Öffentlichkeit kaum bekannt, und die Betroffenen werden viel stärker stigmatisiert als Patienten mit körperlichen Erkrankungen. Aus diesem Grund beschließen viele Betroffene, denen gerade eine bipolare Störung diagnostiziert wurde, einen zweiten oder dritten Psychiater zu konsultieren, in der Hoffnung, dass die Diagnose geändert oder rückgängig gemacht wird. Andere leugnen die Diagnose und behaupten, sie seien „nur" depressiv oder würden an den Folgen einer Medikamentenintoxikation leiden. Andere wiederum bestreiten von vornherein, dass sie krank sind. Ein Grund dafür kann die Angst vor Stigmatisierung sein; häufiger liegt es aber daran, dass sie sich gar nicht krank fühlen, ganz im Gegenteil: Sie sind in Hochstimmung und voller Energie, inspiriert und geleitet von ihren Wahnvorstellungen und Halluzinationen.

Bei einer bipolaren Störung richtet sich die Wahl des Medikaments zunächst nach den aktuellen Symptomen des Patienten. Bei einer manischen Episode wird am häufigsten ein Antipsychotikum verschrieben, bei einer depressiven Episode ein Antidepressivum. Mitunter werden Antidepressiva auch mit einem stimmungsstabilisierenden Mittel kombiniert, um zu verhindern, dass sie einen Umschwung in eine Manie bewirken. Wenn die Symptome der Manie oder der Depression erst einmal abgeklungen sind, wird das Antipsychotikum oder das Antidepressivum in der Regel abgesetzt und durch einen Stimmungsstabilisator wie Lithium ersetzt, um Rückfällen vorzubeugen. Lithium verringert die Rückfallrate um ca. ein Drittel, wirkt jedoch besser gegen Manie als gegen Depression. Lithium ist außerdem der einzige Stimmungsstabilisator, der nachgewiesenermaßen das Suizidrisiko verringert. Obwohl der genaue Wirkmechanismus von Lithium noch unklar ist, weiß man, dass es auf eine Vielzahl chemischer Funktionen im Gehirn wirkt, u. a. auf bestimmte Neurotransmitter und ihre Rezeptoren.

Trotz der erwiesenen Wirksamkeit widerstrebt es vielen Menschen mit bipolarer Störung, eine Lithiumtherapie zu beginnen, weil sie mit Komplikationen und potenziellen Risiken assoziiert wird. Dies trifft insbesondere auf diejenigen zu, die ihrer Kreativität einen hohen Wert beimessen oder beruflich darauf angewiesen sind. Sie befürchten, das Lithium könne ihre Schaffenskraft dämpfen und sie lethargisch oder ruhelos machen oder einfach nur „ruhig stellen". Der deutsche Dichter Rainer Maria Rilke (1875–1926) formulierte es folgendermaßen: „So viel, wie ich mich kenne, scheint mir sicher, daß, wenn man mir meine Teufel austriebe, auch meinen Engeln ein kleiner, ein ganz kleiner (sagen wir) Schrecken geschähe, (…) und gerade darauf darf ich es um keinen Preis ankommen lassen." Dabei sollte aber nicht vergessen werden, dass Menschen mit bipolarer Störung aufgrund der Lithiumtherapie höchstwahrscheinlich produktiver werden, *weil* das Rückfall- und Suizidrisiko verringert wird. Nachdem Lithium in den 1950-er Jahren

auf den Markt gekommen war, schrieb der amerikanische
Lyriker Robert Lowell (1917–1977): „Es geht mir viel besser. Ich bin so viel produktiver. (…) Mein Problem war ein
Salzmangel. Und jetzt, wo ich dieses Lithiumsalz nehme,
bin ich sehr stabil."

Eine Lithiumtherapie sollte nur dann begonnen werden,
wenn der Patient bereit ist, das Medikament mindestens
drei Jahre lang regelmäßig einzunehmen. Bei geringer Bereitschaft zur Zusammenarbeit und Therapieunterbrechun-
gen kann es zu einem Rebound-Effekt, d. h. zu erneuten
manischen oder hypomanen Episoden kommen. Normalerweise wird mit geringen Lithiumdosen begonnen; etwa
zwölf Stunden nach der ersten Einnahme muss eine Blut-
untersuchung durchgeführt werden, um den Lithiumspiegel
im Serum zu bestimmen. Im Abstand von fünf bis sieben
Tagen werden weitere Blutuntersuchungen durchgeführt,
bis die Lithiumkonzentration im Serum stabil ist; später
werden diese Tests alle drei bis vier Monate durchgeführt.
Die Blutuntersuchungen sind notwendig, weil die Lithiumkonzentration im Serum innerhalb eines „therapeutischen
Fensters" von etwa 0,5–1,0 mmol/l liegen muss. Ist die Lithiumkonzentration geringer, sind die positiven Wirkungen
begrenzt; ist sie höher, kommt es höchstwahrscheinlich zu
unerwünschten Nebenwirkungen und toxischen Effekten.

Zu den kurzfristigen Nebenwirkungen von Lithium
gehören eine verstopfte Nase und ein metallischer Ge-
schmack im Mund, ein leichter Tremor, Übelkeit, Durchfall, Muskelschwäche, Durst und erhöhte Harnmengen
(häufiges Wasserlassen). Langfristig kann Lithium zu Öde-
men, Gewichtszunahme und zu bestimmten Hauterkran-
kungen (z. B. Akne und Psoriasis) führen. Da Lithium die

Schilddrüsen- und die Nierenfunktion beeinflussen kann, sollten diese Funktionen alle sechs Monate durch Blutuntersuchungen kontrolliert werden. Lithium kann auch zu Störungen der Erregungsleitung im Herzen führen. Aus diesem Grund wird normalerweise vor Behandlungsbeginn ein Elektrokardiogramm (EKG) abgenommen. Wenn der Lithiumspiegel im Serum zu hoch ist, kann es zu Vergiftungserscheinungen kommen, darunter Anorexie, Übelkeit, Erbrechen, Durchfall, grobschlägiger Tremor, Artikulationsschwierigkeiten, Unbeholfenheit der Bewegungen, Gangunsicherheit und, in schweren Fällen, Krampfanfälle und Koma. Menschen, die mit Lithium behandelt werden, müssen sehr viel Flüssigkeit zu sich nehmen und ihre Salzaufnahme kontrollieren, da Dehydratation und Salzverlust zu einer Lithiumvergiftung führen können.

In Anbetracht dieser Komplikationen und potenziellen Risiken, die mit Lithium verbunden sind, zögern viele Patienten mit bipolarer Störung den Beginn der Lithiumtherapie hinaus, bis sie einen oder mehrere Rückfälle erlitten haben; oder sie ziehen Behandlungsalternativen in Betracht, wie z. B. Valproat oder andere Antipsychotika, die allerdings ebenfalls negative Effekte haben können. Lithium wird bei vielen Menschen wirksam eingesetzt und muss nicht zu Nebenwirkungen führen. In *Meine ruhelose Seele* schreibt Kay Redfield Jamison:

> Ich habe mich oft gefragt, ob ich, wenn ich die Wahl hätte, es mir aussuchen würde, manisch-depressiv zu sein. Wenn ich nicht die Möglichkeit hätte, Lithium zu nehmen, oder wenn ich nicht darauf ansprechen würde, wäre die Antwort ein einfaches Nein, (…) und allein die Vorstellung

erfüllt mich mit Grauen. Doch Lithium wirkt bei mir, und deshalb kann ich mir die Frage erlauben. So befremdlich es klingen mag – ich glaube, ich würde mich dafür entscheiden. Es ist kompliziert (…). Eine Depression ist etwas so Furchtbares, dass weder Worte noch Klänge noch Bilder sie ausdrücken können. (…) Warum also sollte ich irgendetwas mit dieser Krankheit zu tun haben wollen? Weil ich ernsthaft davon überzeugt bin, dass ich aufgrund dieser Krankheit mehr und tiefer empfunden habe; dass ich mehr und intensiver gelebt habe; dass ich mehr geliebt habe und mehr geliebt wurde; dass ich häufiger gelacht habe, weil ich häufiger weinen musste; dass ich angesichts all der dunklen Winter den Frühling mehr genießen konnte. (…) Im Zustand der Depression bin ich auf allen Vieren gekrochen, um ein Zimmer zu durchqueren, und das über Monate hinweg. Doch ob normal oder manisch, ich bin schneller gelaufen, habe schneller gedacht und schneller geliebt als die meisten Menschen, die ich kenne. Und ich glaube, das hängt zum großen Teil mit meiner Krankheit zusammen, mit der Intensität, die sie allen Dingen verleiht.

5

Angst, Freiheit und Tod

Angst ist der Schwindel der Freiheit.
Søren Kierkegaard

Am Abend des 30. Oktober 1938 sendete der amerikanische Radiosender CBS ein Hörspiel, das Geschichte schreiben sollte. Die fiktive Reportage, inszeniert von Orson Welles (1915–1985) und dem New Yorker Mercury Theatre nach dem Science-Fiction-Roman *Der Krieg der Welten* von H. G. Wells (1866–1946), suggerierte, dass Marsianer im Begriff wären, die Vereinigten Staaten anzugreifen. In der angespannten Atmosphäre jener Zeit – in Europa standen die Zeichen auf Krieg, und in den USA herrschte, nicht zuletzt wegen der Weltwirtschaftskrise, eine tiefe Verunsicherung und ein Gefühl der Verletzbarkeit – überhörten oder ignorierten viele Menschen die Hinweise zu Beginn der Sendung und hielten das Hörspiel für eine echte Nachrichtensendung. Medienberichten zufolge kam es zu einer Massenpanik, wobei einige „Augenzeugen" der vermeintlichen Invasion berichteten, dass sie in der Entfernung Lichtblitze gesehen und Giftgas gerochen hatten (Abb. 5.1).

Diese Panik oder Massenhysterie ist eine von vielen Formen, die Angst annehmen kann. Was aber ist Angst? Wa-

© Springer-Verlag GmbH Deutschland, ein Teil von Springer Nature 2011
N. Burton, *Der Sinn des Wahnsinns – Psychische Störungen verstehen*,
https://doi.org/10.1007/978-3-662-58782-9_5

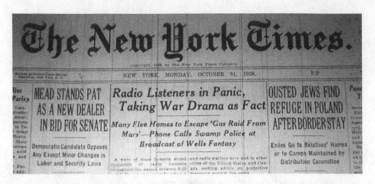

Abb. 5.1 Schlagzeile in der New York Times vom 31.10.1938: „Radiohörer in Panik: Fiktives Kriegsdrama für wahr gehalten".

rum gibt es sie, und wann wird sie zum Problem? Nach der medizinischen Definition ist Angst ein Zustand mit psychischen und körperlichen Symptomen, der durch eine Bedrohung bzw. durch die Erwartung einer Bedrohung hervorgerufen wird. Die Angstsymptome können von Person zu Person sehr stark variieren; das Angsterleben wird außerdem durch die Ungewissheit über Art und Ausmaß der Bedrohung bestimmt.

Zu den psychischen Symptomen können Gefühle der Furcht, eine übertriebene Schreckhaftigkeit bzw. eine übermäßige Alarmreaktion, eine schlechte Konzentrationsfähigkeit, Reizbarkeit und Schlaflosigkeit gehören. Bei leichter Angst setzt die sogenannte Kampf-oder-Flucht-Reaktion des Körpers (engl. fight-or-flight response) mit ihren charakteristischen Symptomen ein. Hierbei handelt es sich um einen Zustand hoher Erregung, der auf einen plötzlichen Anstieg des Adrenalinspiegels zurückzuführen ist. Zu den körperlichen Symptomen gehören Zittern, Schwitzen, Muskelspannung sowie eine Beschleunigung von Herz- und Atemfrequenz. Mitunter kommt es zu Mundtrockenheit oder zu dem irritierenden Gefühl, einen Kloß im Hals zu haben. Dieses Gefühl – in der Medizin spricht man vom Globussyndrom bzw. vom Globus hystericus – führt zu erschwertem Schlucken und zu dem charakteristischen „URGH", einem Würgen, das in der Lautsprache von Comics als Hinweisreiz für Furcht verwendet wird.

Bei starker Angst kann Hyperventilation oder Überatmung zum Abfall der Kohlendioxidkonzentration im Blut führen. Dies hat weitere körperliche Symptome zur Folge, etwa Beschwerden im Brustkorb, Taubheit oder Kribbeln in Händen und Füßen, Schwindel und Ohnmacht. Kinder spielen manchmal ein gefährliches Spiel, bei dem sie hyperventilieren und dann das Valsalva-Manöver durchführen, um in Ohnmacht zu fallen. Zum Valsalva-Manöver gehört, dass man Mund- und Nasenöffnung fest verschließt und forciert ausatmet. Dadurch wird der Druck im Brustkorb erhöht, was den Rückstrom von venösem Blut zum Herzen behindert und zu einem raschen Blutdruckabfall führt.

Angst ist eine normale Reaktion auf Lebenserfahrungen und ein Schutzmechanismus, der sich entwickelt hat, um zu verhindern, dass wir uns in potenziell gefährliche Situationen begeben; und sollten wir dennoch in einer gefährlichen Situation landen, befähigt uns die Angst dazu, der Gefahr zu entkommen. Angst hält uns davon ab, Tieren zu nahe zu kommen, die Krankheiten übertragen oder giftig sind, beispielsweise Ratten, Schlangen und Spinnen; sie hält uns auch davon ab, uns mit einem viel stärkeren Feind einzulassen, gegen den wir praktisch keine Chance haben; sie kann uns sogar davon abhalten, jemandem eine Liebeserklärung zu machen, der unsere Gefühle höchstwahrscheinlich nicht erwidert. In potenziell gefährlichen Situationen hilft uns die Kampf-oder-Flucht-Reaktion, die durch Angst ausgelöst wird, angemessen zu reagieren. Sie bereitet unseren Körper darauf vor, zu handeln, und sorgt für eine optimale Leistungsfähigkeit und Ausdauer.

Während ein gewisses Maß an Angst zu einer Leistungssteigerung in verschiedenen Bereichen führen kann, hat starke Angst für gewöhnlich die gegenteilige Wirkung. Ein zuversichtlicher und talentierter Schauspieler kann vor einem Live-Publikum zur Höchstform auflaufen, während ein Anfänger womöglich von Lampenfieber geplagt wird und erstarrt. Der Zusammenhang zwischen Angst und Leistung lässt sich grafisch durch eine Parabel bzw. ein umgekehrtes U darstellen. Diese Kurve ist nach den Psychologen Robert M. Yerkes und John D. Dodson benannt (Abb. 5.2).

Nach dem Yerkes-Dodson-Gesetz nimmt unsere Leistungsfähigkeit mit steigendem Erregungsniveau zu, aber nur bis zu einem bestimmten Punkt; wird dieser Punkt überschritten, beginnt unsere Leistungsfähigkeit zu erlahmen. Die Kurve lässt sich am besten auf komplexe oder schwierige Aufgaben anwenden; bei einfachen Aufgaben verläuft der Zusammenhang zwischen Erregung und Leistung linearer. Auch die Art der Aufgabe ist wichtig: Um bei geistig anspruchsvollen Aufgaben optimale Leistungen zu erbringen, ist ein geringeres Erregungsniveau erforderlich als bei Aufgaben, bei denen Stärke und Ausdauer gefragt ist. Das ist plausibel, wenn man bedenkt, dass potenziell gefährliche Situationen, die mit einem hohen Angstniveau

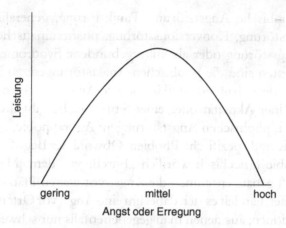

Abb. 5.2 Die Yerkes-Dodson-Kurve

einhergehen, in der Regel diejenigen sind, die Stärke und Ausdauer erfordern, etwa um sich gegen einen Feind zu wehren, der auf dem nächsten Baum herumtollt.

Die Yerkes-Dodson-Kurve deutet darauf hin, dass sehr starke Angst eher von Nachteil als von Nutzen ist. Vom medizinischen Standpunkt aus wird Angst dann als problematisch angesehen, wenn sie so stark ist, so häufig auftritt oder so lange anhält, dass sie eine Person daran hindert, ihren beruflichen oder sozialen Verpflichtungen nachzukommen. Eine solche Angst ist häufig auf eine Angststörung zurückzuführen. Sie kann aber auch durch psychiatrische oder medizinische Störungen verursacht werden, etwa durch Depression, Schizophrenie, Alkoholentzug oder eine Schilddrüsenüberfunktion. Angststörungen sind sehr verbreitet und treten bei etwa 20 Prozent der Bevölkerung auf. Sie manifestieren sich in unterschiedlicher Form, etwa als phobische Angststörung, Panikstörung, generalisierte Angststörung, Konversionsstörung, posttraumatische Belastungsstörung oder als kulturgebundene Syndrome. Am häufigsten sind die phobischen Angststörungen; zu ihnen gehört die anhaltende und irrationale Angst vor einem Objekt, einer Aktivität oder einer Situation. Es gibt drei Arten von phobischen Angststörungen: Agoraphobie, soziale Phobie und spezifische Phobien. Obwohl der Begriff Agoraphobie (griechisch wörtlich „Furcht vor dem [Markt-]-Platz") genaugenommen die Angst vor weiten Plätzen bezeichnet, handelt es sich dabei um eine Angst vor Orten oder Situationen, aus denen man gegebenenfalls nur schwer entkommen kann oder in denen man in eine „peinliche" Lage geraten könnte. Dazu gehören Einkaufszentren, öffentliche Verkehrsmittel, Menschenmengen oder Orte, die von Mauern umgeben, beengt oder weit von zu Hause entfernt sind. Manche Menschen mit Agoraphobie verlassen kaum noch das „sichere" Haus und sind auf Vertrauenspersonen angewiesen, die ihnen in gefürchteten Situationen zur Seite stehen. Mehrere Studien (z. B. Jacob et al. 1996) haben gezeigt, dass es einen Zusammenhang zwischen Agoraphobie und schlechter räumlicher Orientierung gibt. Dies deutet darauf hin, dass eine räumliche Desorientierung speziell an Orten, wo es nur wenig visuelle Hinweisreize gibt, zur Entwicklung von Agoraphobie beitragen kann. Aus evolutionärer Sicht ist die räumliche Orientierung unabdingbar: Wir brauchen sie, um uns zurechtzufinden, unsere Freunde und Feinde aufzuspüren, und um Orte zu finden, die Wasser, Nahrung, Schutz und Sicherheit bieten.

Die soziale Phobie bezeichnet die Angst, von anderen Menschen beurteilt, in Verlegenheit gebracht oder erniedrrigt zu werden. Diese Angst kann auf soziale Situationen im Allgemeinen gerichtet sein oder auf ganz bestimmte Situationen, etwa das Essen in einem Restaurant oder öffentliche Auftritte (Vorträge etc.). Solche Ängste waren schon in der Antike bekannt, und der griechische Arzt Hippokrates (etwa 460–370 v. Chr.) beschrieb einen Mann (möglicherweise sich selbst), den man

> (…) wegen seiner Schüchternheit, wegen seines Argwohns und seiner Furchtsamkeit kaum zu sehen bekam; der die Dunkelheit wie sein Leben liebte und weder Helligkeit ertragen noch an beleuchteten Plätzen sitzen konnte, der – den Hut über die Augen gezogen – weder andere sehen noch von ihnen angeschaut werden wollte. Er mied jeden Kontakt aus Angst, schlecht behandelt zu werden, sich zu blamieren oder in seinen Gebärden oder durch sein Reden aus dem Rahmen zu fallen oder sich übergeben zu müssen. Er glaubte sich von jedermann beobachtet.

Die soziale Phobie hat viel mit Schüchternheit gemein, und die exakte Merkmalsunterscheidung hat schon so manche Diskussion und Kontroverse ausgelöst. Einige Kritiker gingen so weit, zu behaupten, die soziale Phobie sei lediglich ein zweckdienliches Etikett, das dazu verwendet wird, ein Persönlichkeitsmerkmal als psychische Störung auszugeben und damit eine medizinische Behandlung zu rechtfertigen. Dem ließe sich jedoch entgegnen, dass sich die soziale Phobie insofern von Schüchternheit unterscheidet, als sie erst im späteren Lebensalter einsetzt, tiefgreifender ist und die Betroffenen stärker beeinträchtigt. Zweifellos kann ein gewisses Maß an Schüchternheit einen adaptiven Vorteil bieten: Sie schützt unseren Ruf und unser Ansehen in der Gesellschaft und hält uns davon ab, zu enge Kontakte zu Fremden zu knüpfen, die uns Schaden zufügen könnten (interessanterweise ist Schüchternheit im Allgemeinen bei Kindern und jungen Menschen, die besonders verletzlich sind, stärker ausgeprägt). Wenn wir andere durch Schüchternheit daran hindern, unsere Gefühle zu verletzen, schützen wir auch unser Selbstvertrauen und unser Selbstwertgefühl; so gesehen kann Schüchternheit dazu beitragen, unsere Erfolgschancen im materiellen Bereich und bei der Fortpflanzung zu verbessern.

Die dritte und letzte Art von Angststörungen, die spezifische Phobie, ist die mit Abstand am weitesten verbreitete. Wie ihr Name schon sagt, bezeichnet die spezifische Phobie eine Angst vor einem spezifischen Objekt oder einer spezifischen Situation. Dazu gehören geschlossene Räume (Klaustrophobie), Höhen (Akrophobie), Dunkelheit (Achluophobie), Gewitter (Brontophobie), Tiere (Zoophobie) oder Blut (Hämatophobie). Im Gegensatz zu anderen Angststörungen treten die spezifischen Phobien gewöhnlich bereits in der frühen Kindheit auf. Und es scheint eine angeborene Prädisposition oder „biologische Bereitschaft" für bestimmte Phobien zu geben, etwa für die Spinnenphobie (Arachnophobie) und für die Schlangenphobie (Ophidiophobie). Eine solche biologische Bereitschaft dient dazu, uns vor den potenziellen Gefahren zu schützen, denen unsere Vorfahren ausgesetzt waren, und somit unsere Überlebens- und Fortpflanzungschancen zu verbessern. Heutzutage ist es viel wahrscheinlicher, dass wir auf zivilisatorische Gefahren wie Autos oder elektrische Kabel stoßen als auf natürliche Gefahren wie Spinnen oder Schlangen; doch bei den meisten Phobien geht es immer noch um natürliche Gefahren. Dies mag daran liegen, dass es vom Menschen geschaffene Gefahren wie Autos oder elektrische Kabel noch nicht lange genug gibt, um sich in unser Genom einzuprägen.

Bei phobischen Angststörungen (sei es nun eine Agoraphobie, eine soziale Phobie oder eine spezifische Phobie) kann die Tatsache, dass wir dem gefürchteten Objekt oder der gefürchteten Situation ausgesetzt sind, eine starke Angstattacke auslösen, die man als „Panikattacke" bezeichnet. Bei einer Panikattacke sind die Symptome so stark, dass der Betroffene befürchtet, einen Herzanfall zu erleiden, die Kontrolle zu verlieren oder gar „verrückt" zu werden. Daraus kann sich eine „Angst vor der Angst" entwickeln, und diese Angst genügt schon, um weitere Panikattacken auszulösen. Es kommt zu einem Teufelskreis, der immer häufiger zu immer schwereren Panikattacken führt, die aus heiterem Himmel auftreten können. Dieses Muster von Panikattacken bezeichnet man als „Panikstörung". Sie kann zur Entwicklung einer „sekundären" Agoraphobie führen; in diesem Fall sieht sich der Betroffene immer stärker ans Haus gefesselt, weil er die Risiken und Konsequenzen weiterer Panikattacken möglichst gering halten will. Panikattacken können nicht nur bei phobischen Angststörungen auftreten, sondern auch bei allen anderen Angststörungen sowie bei Depressionen, Drogenmissbrauch und bestimmten körperlichen Zuständen wie etwa der Schilddrüsenüberfunktion (Hyperthyreoidismus).

Angststörungen nehmen nicht immer eine konkrete oder spezifische Form an, wie das bei Phobien der Fall ist.

Bei einer generalisierten Angststörung tritt die Angst nicht im Zusammenhang mit einem bestimmten Objekt oder einer bestimmten Situation auf, sondern ist frei flottierend und nicht spezifisch. Sie entsteht aus der unbestimmten Erwartung hypothetischer Ereignisse und steht in keinem Verhältnis zu der tatsächlichen Wahrscheinlichkeit, mit der diese Ereignisse eintreten, oder zu ihren möglichen Folgen. Menschen mit einer generalisierten Angststörung fürchten die Zukunft so sehr, dass sie übervorsichtig und risikoscheu werden – sie sind im wahrsten Sinne des Wortes „vor Angst gelähmt".

Nach einem hochtraumatischen Ereignis, wie z. B. einem Autounfall oder einem körperlichen oder sexuellen Übergriff, kann die Angst so plötzlich auftreten und so überwältigend sein, dass sie in körperliche Symptome umgewandelt bzw. konvertiert wird, ohne dass ein medizinischer Krankheitsfaktor vorliegt. Dieses Phänomen wird als „Konversionsstörung" bezeichnet. Dabei werden psychische Belastungen in motorische oder sensorische Ausfälle oder Symptome konvertiert, etwa in die Lähmung einer Extremität oder in den Verlust der Sprech- oder Sehfähigkeit. In manchen Fällen können sich die Betroffenen nicht mehr an das traumatische Ereignis erinnern; oder sie brechen plötzlich und unerwartet zu einer Reise auf, die mehrere Wochen oder Monate dauern kann. Während einer solchen „dissoziativen Fugue" sind sie sich ihrer eigenen Identität nicht bewusst und nehmen meist eine neue Identität an. Ist die Reise erst einmal zu Ende, kann es zu einem Gedächtnisverlust für die Ereignisse während der Fugue kommen. Im Vergleich zur Konversionsstörung tritt die dissoziative Fugue nur sehr selten auf.

Nach einem hochtraumatischen Ereignis kann sich Angst auch in Form einer posttraumatischen Belastungsstörung (PTBS) manifestieren. Die PTBS ist vor allem unter Soldaten verbreitet, die nach Kriegseinsätzen traumatisiert sind. Entdeckt wurde die Störung nach dem Ersten Weltkrieg – damals sprach man noch von „Granatenschock", „Kriegsneurose" und „Überlebenden-Syndrom". Zu den Symptomen der PTBS gehören Flashback-Episoden, ein Gefühl von emotionaler Taubheit und von Losgelöstsein, Alpträume, ein teilweiser oder vollständiger Erinnerungsverlust für das traumatische Ereignis, eine deutliche Vermeidung von Reizen, die an das Trauma erinnern, sowie Angst und Verzweiflung. Diese Symptome können mehrere Jahre anhalten und mit anderen psychischen Störungen einhergehen, vor allem mit depressiven Störungen, anderen Angststörungen und Alkohol- bzw. Drogenmissbrauch.

Die Symptome der PTBS sind offenbar von Kultur zu Kultur verschieden; dies deutet darauf hin, dass PTBS ein kulturspezifisches bzw. kulturgebundenes Syndrom ist. Kulturgebundene Syndrome sind psychische Störungen, die nur in bestimmten Kulturen oder ethnischen Gruppen auftreten und die nur schwer mit psychiatrischen Klassifikationssystemen wie der ICD-10 und dem DSM-IV in Einklang zu bringen sind. Das DSM-IV definiert sie schlicht als „wiederholt auftretende, auf bestimmte Orte beschränkte abweichende Verhaltensweisen oder beunruhigende Erfahrungen." Interessanterweise können auch Essstörungen wie Anorexia nervosa und Bulimia nervosa kulturgebundene Syndrome sein, weil sie in „verwestlichten" Gesellschaften verbreitet sind, in traditionellen Gesellschaften dagegen ausgesprochen selten auftreten, und weil sie stark mit westlichen Wertvorstellungen wie Individualismus und der Idealisierung von Dünnsein und Schönheit zusammenhängen.

Viele kulturgebundene Syndrome gelten als idiosynkratische Ausdrucksform von Angst und stressinduzierten Störungen. Beispiele aus dem asiatischen Kulturkreis sind Dhat und Koro. Dhat bezeichnet eine volkstümliche Diagnose bei Männern in Indien und bezieht sich auf die plötzliche Angst vor der Absonderung von Sperma, weißlicher Verfärbung des Urins und einer sexuellen Funktionsstörung in Verbindung mit Schwäche- und Erschöpfungsgefühlen. Das Syndrom geht möglicherweise auf die im Hinduismus verankerte Vorstellung zurück, dass es 40 Tropfen Blut braucht, um einen Tropfen Knochenmark zu erzeugen, und 40 Tropfen Knochenmark, um einen Tropfen Samenflüssigkeit zu erzeugen, und dass dieser eine konzentrierte Essenz des Lebens ist. Koro tritt bei Männern in Süd- und Ostasien auf und bezeichnet die Angst, dass sich der Penis in den Körper zurückzieht (genitale Retraktion) und den Mann tötet. Die Betroffenen unternehmen große Anstrengungen, den Penis außerhalb ihres Körpers zu halten, beispielsweise indem sie ihn an Stöckchen oder Teilen von Möbeln befestigen. Koro tritt hauptsächlich im Zusammenhang mit sexuellen Schuldgefühlen auf, häufig nachts und zeitweise auch epidemisch, in Form einer regelrechten Massenhysterie.

***

Der Fall des Hörspiels von Orson Welles über eine Invasion von Marsianern ist Beleg genug dafür, dass jederzeit eine Massenhysterie ausbrechen kann. Im Jahr 1989 nahmen 150 Kinder an einem Sommercamp in Florida teil. Jeden Tag versammelten sich die Kinder gegen Mittag im Speisesaal, um bereits fertig zubereitete Sandwiches zu essen. Eines Tages beklagte sich ein Mädchen, dass ihr Sandwich merkwürdig schmecke. Ihr war übel, sie ging auf die Toilette und gab bei der Rückkehr an, sie habe sich übergeben. Kurz darauf klagten auch andere Kinder über Symptome wie Übelkeit, Bauchkrämpfe, Kopfschmerzen und Kribbeln in Händen und Füßen. Der Betreuer verkündete, dass die Sandwiches vielleicht vergiftet seien und dass die Kinder mit dem Essen aufhören sollten. Innerhalb von 40 Minuten war 63 Kindern übel, und mehr als 25 mussten sich übergeben. Sie wurden sofort in eines der umliegenden Krankenhäuser gebracht. Doch die Untersuchungen ergaben keinerlei körperlichen Befund. Speiseproben wurden analysiert, aber es konnten keine Bakterien oder Gifte nachgewiesen werden. Die Verarbeitung und Lagerung des Essens war rigoros nach den geltenden Standards durchgeführt worden, und an keinem der anderen 68 Orte, wo die Sandwiches serviert worden waren, gab es Hinweise auf Erkrankungen. Wie schon beim „Krieg der Welten" entwickelte sich die Massenhysterie unter den Kindern in einer Atmosphäre der Anspannung und Angst. Wie sich herausstellte, war zwei Tage zuvor ein Zeitungsartikel erschienen, in dem über Management- und Finanzprobleme im Jugendzentrum berichtet wurde. Zweifellos hatten sich die Kinder von den Befürchtungen des Personals anstecken lassen und waren durch die Beschwerden des Mädchens besonders beeinflussbar. Als die Autoritätsperson dann noch verkündete, das Essen sei möglicherweise vergiftet, schaukelten sich die Ängste der Kinder immer mehr hoch, bis die Situation schließlich außer Kontrolle geriet.

***

Menschen mit einem hohen Angstniveau wurden früher als „neurotisch" bezeichnet. Der Begriff „Neurose" leitet sich vom altgriechischen *neuron* (Nerv) ab und bedeutet so viel wie „Nervenkrankheit". Das zentrale Merkmal der Neurose ist die Angst, aber eine Neurose kann sich auch in einer Vielzahl von anderen Symptomen oder Störungen manifestieren, wie z. B. Reizbarkeit, Depression, Perfektionismus, Zwangsstörungen, bis hin zu Persönlichkeitsstörungen wie etwa der zwanghaften Persönlichkeitsstörung. In der einen oder anderen Form ist die Neurose sehr verbreitet, und sie kann uns daran hindern, den Augenblick zu genießen, uns auf sinnvolle Weise an unsere Umwelt anzupassen, das Leben in all seiner Ergiebigkeit und Vielschichtigkeit zu begreifen und ein erfülltes Leben zu leben. Der Psychiater Carl Gustav Jung (1875–1961) war der Auffassung, dass neurotische Menschen im Grunde mit dem Sinn und Zweck ihres Lebens hadern. In seiner posthum veröffentlichten Autobiografie *Erinnerungen, Träume, Gedanken* (1962) merkte Jung an, dass die meisten seiner Patienten keine Gläubigen waren, sondern Menschen, die ihren Glauben verloren hatten. Interessanterweise war auch Jung der Meinung, dass die Neurose trotz ihrer beeinträchtigenden Auswirkungen für manche Menschen von Vorteil sein könnte. In seinen zwei *Schriften zur analytischen Psychologie* schrieb er:

> Der Leser wird gewiss fragen: was in aller Welt kann der Wert und Sinn einer Neurose sein – wozu soll das gut sein? (…) Ich selbst habe schon mehr als einen gesehen, der seine ganze Nützlichkeit und Daseinsberechtigung einer Neurose verdankte, die alle entscheidenden Dummheiten seines Lebens verhinderte und ihn zu einem Dasein

zwang, das seine wertvollen Keime entwickelte, die alle erstickt wären, wenn nicht die Neurose mit eisernem Griff ihn an den Platz gestellt hätte, wo er hingehörte.

Die einflussreichste und zugleich umstrittenste Theorie zum Ursprung der Neurose stammt von Sigmund Freud (1856–1939). Freud studierte von 1873 bis 1881 in Wien Medizin und führte unter dem deutschen Wissenschaftler Ernst von Brücke Forschungsarbeiten im Bereich Physiologie durch; später spezialisierte er sich auf Neurologie. 1885/1886 verbrachte er überwiegend in Paris und kehrte, inspiriert vom französischen Neurologen Jean-Martin Charcot und seiner Nutzung der Hypnose zur Behandlung von „Hysterie", nach Wien zurück. „Hysterie" ist eine altertümliche Bezeichnung für die Konversion von Angst in körperliche und psychische Symptome. Freud machte eine Privatpraxis zur Behandlung neuropsychiatrischer Störungen auf, gab die Praktizierung der Hypnose jedoch bald schon zugunsten der „freien Assoziation" auf. Bei dieser Methode wurde der Patient aufgefordert, sich auf einer Couch zu entspannen und auszusprechen, was immer ihm in den Sinn kam. Im Jahr 1895 veröffentlichte Freud zusammen mit seinem Freund und Kollegen Josef Breuer die bahnbrechenden *Studien über Hysterie*, zu denen ihn die Patientin Anna O. inspiriert hatte. Nach der Veröffentlichung der *Traumdeutung* (1899) und der *Psychopathologie des Alltagslebens* (1901), beides große Erfolge in der Öffentlichkeit, erhielt er einen Lehrstuhl an der Universität Wien. Dort begann er, treu ergebene Anhänger um sich zu scharen. Er blieb über sein gesamtes Leben hinweg ein überaus produktiver Autor und veröffentlichte unter anderem *Drei Abhandlungen zur Sexualtheorie* (1905), *Totem und Tabu* (1913) und *Jenseits des Lustprinzips* (1920). Nach der Annexion Österreichs durch die Nazis im Jahre 1938 flüchtete er nach London, wo er im darauffolgenden Jahr an Kieferkrebs starb. Seine Tochter Anna Freud wurde ihrerseits eine bedeutende Psychoanalytikerin, die das Konzept vom Ich und seinen Abwehrmechanismen weiterentwickelte (Kap. 1).

In den *Studien über Hysterie* formulierten Freud und Breuer die psychoanalytische Theorie, nach der Neurosen ihren Ursprung in hochtraumatischen und anschließend verdrängten Erfahrungen haben. Die Behandlung erfordert vom Patienten, sich diese verdrängten Erfahrungen ins Bewusstsein zu rufen und sich ihnen ein für alle Mal zu stellen; dies, so die Autoren, führe zu einer plötzlichen und dramatischen Entladung von Emotionen (Katharsis) und zu Einsicht. Katharsis und Einsicht werden durch die Methoden der freien Assoziation und der Traumdeutung erreicht, wobei der Analytiker im Hintergrund bleibt. Dadurch soll der Patient dazu ermutigt werden, seine Gedanken und Gefühle auf ihn zu projizieren – ein Vorgang, der als „Übertragung" bezeichnet wird (bei der „Gegenübertragung" ist es hingegen der Psychiater, der seine Gedanken und Gefühle auf den Patienten projiziert). Im Verlauf der Analyse wird der Patient wahrscheinlich „Widerstand" leisten, etwa indem er das Thema wechselt, etwas ausblendet, einschläft, zu spät kommt oder einen Termin verpasst. Ein solches Verhalten signalisiert, dass er kurz davor steht, Verdrängtes zu erinnern, jedoch Angst davor hat. Außer der Traumdeutung und der freien Assoziation gibt es noch weitere Königswege ins Unbewusste: den Lapsus linguae, besser bekannt als Freud'scher Versprecher, und den Witz.

In *Die Traumdeutung* (1899) entwickelte Freud sein topisches Modell des psychischen Apparats; darin beschreibt er das Bewusste, das Unbewusste und eine weitere Instanz, die als das Vorbewusste bezeichnet wird;. Damit sind Vorgänge und Inhalte gemeint, die dem Bewusstsein entgehen, zu denen man aber (im Gegensatz zum Unbewussten) leicht Zugang findet. Später war Freud mit diesem topischen Modell unzufrieden und ersetzte es durch ein „strukturelles Modell" des psychischen Apparats, mit den Instanzen Es, Ich und Über-Ich (Abb. 5.3). Das Es ist eine vollständig unbewusste Instanz, die unsere Triebe und unsere verdrängten Gefühle und Emotionen enthält; das Es wird vom „Lustprinzip" beherrscht und strebt deshalb nach unmittelbarer Befriedigung. Dem setzt Freud das teilweise bewusste Über-Ich entgegen, eine richterliche Instanz, die aus der Verinnerlichung der Elternfiguren und, im weiteren Sinne, aus der Verinnerlichung gesellschaftlicher Normen und Werte entsteht; im Über-Ich sind demnach Moral und Gewissen angesiedelt. Dazwischen befindet sich das größtenteils bewusste Ich. Beherrscht vom „Realitätsprinzip" dient diese Instanz dazu, Ich und Über-Ich miteinander zu versöhnen; dadurch werden wir in die Lage versetzt, uns auf die Realität einzulassen. Eine neurotische Angst entsteht, wenn unvereinbare Ansprüche von Es, Über-Ich und Realität im Ich einen Konflikt auslösen. Um mit diesen Ansprüchen fertig zu werden, setzt das Ich Abwehrmechanismen ein, die die Impulse vom Es blockieren oder verzerren und sie dadurch annehmbarer und weniger bedrohlich erscheinen lassen. Heute ist eine breite Vielfalt von Abwehrmechanismen des Ichs allgemein anerkannt (Kap. 1).

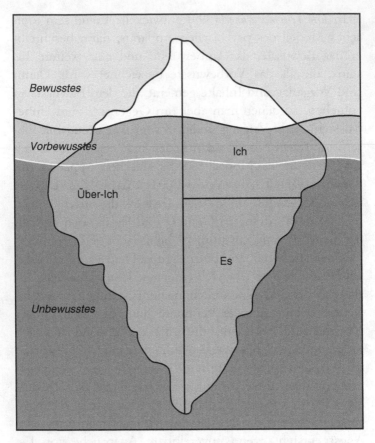

Abb. 5.3   Das topische und das strukturelle Modell von Freud

Freud sieht menschliches Verhalten durch Triebe mo-
tiviert („Lebenstrieb"), die vorwiegend vom Sexualtrieb
bzw. der „Libido" (lateinisch: Lust, Begierde) gesteuert
werden. Der Lebenstrieb hat sein Gegengewicht im „To-

destrieb", dem unbewussten Wunsch, tot zu sein und seinen Frieden zu haben („Nirwana-Prinzip"). Selbst bei Kindern ist die Libido die treibende Kraft; Kinder müssen verschiedene Phasen der psychosexuellen Entwicklung durchlaufen, bevor sie die psychosexuelle Reife erreichen können. Jede Phase der psychosexuellen Entwicklung (außer der Latenzphase) ist durch das Vorherrschen jener erogenen Zone gekennzeichnet, die in dieser Phase die größte Lust bereitet: Mund, After, Phallus oder Genitalien. Nach Freud entstehen Neurosen letztlich aus der Unterdrückung der Triebbefriedigung in den einzelnen Phasen der psychosexuellen Entwicklung und sind daher im Kern sexuell. Freuds Phasen der psychosexuellen Entwicklung sind im Folgenden zusammengefasst (Tab. 5.1).

Der Ödipus- bzw. Elektrakomplex ist wohl der umstrittenste Bestandteil der Freud'schen Theorien und kann entweder wörtlich (wie es Freud beabsichtigte) oder metaphorisch interpretiert werden. Der Ödipuskomplex ist nach

Tab. 5.1 Die Phasen der psychosexuellen Entwicklung nach Freud

Bezeichnung	Alter	Hauptaufgabe
orale Phase	Geburt bis 18 Monate	Brustentwöhnung
anale Phase	18 Monate bis 3–4 Jahre	Sauberkeitserziehung
phallische Phase	3–4 Jahre bis 5–7 Jahre	sexuelle Identität
Latenzphase	5–7 Jahre bis zur Pubertät	Lernen
genitale Phase	von der Pubertät an	genitaler Geschlechtsverkehr

einer Figur der griechischen Mythologie benannt, dem König von Theben, der, ohne es zu wissen, seinen Vater tötete
und seine Mutter ehelichte. Beim Ödipuskomplex sieht ein
Junge in der phallischen Phase seine Mutter als Liebesobjekt und spürt das Bedürfnis, mit seinem Vater um ihre
Aufmerksamkeit zu kämpfen. Sein Vater wird für ihn zu
einer Bedrohung, weshalb der Junge anfängt, um seinen
Penis zu fürchten („Kastrationsangst"). Weil sein Vater
stärker ist als er, hat er keine andere Wahl, als die Gefühle für seine Mutter auf andere Mädchen zu verlagern und
sich mit seinem Vater-Aggressor zu identifizieren – und
dadurch ein Mann wie er zu werden. Bei Mädchen wird
dieser Prozess „Elektrakomplex" genannt, ein Begriff, der
auf Carl Gustav Jung zurückgeht. In der Mythologie stif-
tet Elektra, die Prinzessin von Mykene, ihren Bruder Orest
dazu an, den Tod ihres Vaters zu rächen, indem er ihre
Mutter tötet. Beim Elektrakomplex sieht das Mädchen den
Vater als Liebesobjekt und die Mutter als Rivalin. Der Kastrationsangst des Jungen steht der Penisneid des Mädchens
gegenüber, der sich u. a. im Wunsch nach einem Kind als
Penisersatz manifestiert. Weil der Vater ihm jedoch nicht
als Liebesobjekt zur Verfügung steht, verlagert das Mädchen seine Gefühle für ihn auf andere Jungen und beginnt,
sich mit seiner Mutter zu identifizieren – und dadurch eine
Frau wie sie zu werden. Beide Male besteht die Hauptauf-
gabe in der phallischen Phase darin, die sexuelle Identität
herauszubilden.

Wenngleich Freud für seine Theorie damals wie heute
belächelt wurde, ist er fraglos einer der tiefgründigsten und
originärsten Denker des 20. Jahrhunderts. Mit der Entdeckung des Unbewussten und der Entwicklung der Psycho-

analyse hat er nicht nur die Psychiatrie revolutioniert, sondern auch großen Einfluss auf die Kunst, die Literatur und die Geisteswissenschaften insgesamt ausgeübt. Er dachte vielleicht an sich selbst, als er schrieb: „Die Stimme des Intellekts ist leise, aber sie ruht nicht, ehe sie sich Gehör verschafft hat."

In seiner Abhandlung „A theory of human motivation" (1943) behauptete der amerikanische Psychologe Abraham Maslow, dass gesunde Menschen verschiedene Bedürfnisse haben, die hierarchisch strukturiert sind. Dabei sind einige Bedürfnisse (etwa körperliche und Sicherheitsbedürfnisse) elementarer bzw. existenzieller als andere (etwa soziale und Ich-Bedürfnisse). Maslows „Bedürfnishierarchie" wird oft als eine Pyramide mit fünf Ebenen dargestellt, bei der die höheren Bedürfnisse erst dann in den Blickpunkt geraten, wenn die grundlegenden Bedürfnisse der unteren Ebenen alle befriedigt sind (Abb. 5.4).

Maslow bezeichnete die unteren vier Ebenen der Pyramide als „Mangelbedürfnisse", weil ihr Mangel Angst auslöst und sie zugleich an Bedeutung verlieren, wenn sie erst einmal befriedigt sind. Daher sind physiologische Bedürfnisse wie etwa Essen, Trinken und Schlafen Mangelbedürfnisse. Dasselbe gilt für Sicherheitsbedürfnisse, soziale Bedürfnisse (etwa Freundschaft und sexuelle Intimität) und Ich-Bedürfnisse (etwa Selbstachtung und Anerkennung). Dagegen bezeichnete Maslow die fünfte Ebene der Pyramide als „Wachstumsbedürfnis", denn es befähigt eine Person dazu, „sich selbst zu verwirklichen" und ihr Potenzial als Mensch voll auszuschöpfen. Hat der Mensch seine Defizitbedürfnisse erst einmal befriedigt, kann er seine Aufmerksamkeit der Selbstverwirklichung zuwenden. Doch nur eine kleine

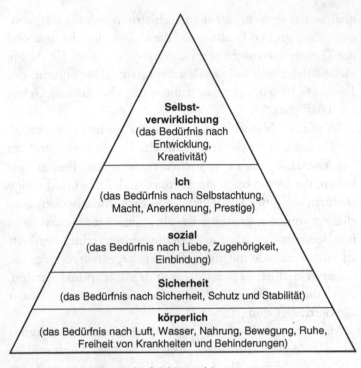

Abb. 5.4   Maslows Bedürfnishierarchie

Minderheit von Menschen ist in der Lage, sich selbst zu verwirklichen, weil Selbstverwirklichung besondere Eigenschaften wie etwa Ehrlichkeit, Unabhängigkeit, Bewusstheit, Objektivität, Kreativität und Originalität voraussetzt. Obwohl Maslows Bedürfnishierarchie als zu schematisch und wissenschaftlich wenig fundiert kritisiert wurde, ist sie eine intuitive und potenziell nützliche Theorie der menschlichen Motivation. Schließlich steckt ein wahrer Kern in der Redewendung, dass ein leerer Bauch nicht gern studiert, oder (wie Aristoteles bemerkte), dass bezahlte Arbeit das Denken einschränke, weil sie nur das Gewinnstreben, nicht aber die Muße beflügle.

Wenn die Defizitbedürfnisse befriedigt sind und folglich kein Grund mehr besteht, ihren Mangel zu fürchten, verlagert sich die Angst des Menschen auf die Selbstverwirklichung, und er beginnt – wenn auch nur auf einer unterbewussten oder halb bewussten Ebene –, über den Sinn und die Zusammenhänge des Lebens nachzudenken. Die Ahnung, dass der Tod unvermeidlich und das Leben sinnlos ist, macht ihm Angst; zugleich klammert er sich an den tröstenden Glauben, dass sein Leben ewig oder zumindest bedeutsam sei. Dies führt zu einem inneren Konflikt, den man manchmal auch als „existenzielle Angst" oder anschaulicher als „das Trauma des Nicht-Seins" bezeichnet.

Existenzielle Angst ist so verstörend, dass die meisten Menschen sie unter allen Umständen vermeiden wollen. Sie konstruieren sich eine nicht authentische, aber tröstende Realität aus Moralkodizes, bürgerlichen Wertvorstellungen, Gewohnheiten, Bräuchen, Kultur und wohl auch Religion. Der Theologe Paul Tillich (1886–1965) hat, ebenso wie Freud, darauf hingewiesen, dass Religion nichts weiter ist als ein sorgfältig ausgearbeiteter Bewältigungsmechanismus für existenzielle Angst. Für Tillich besteht der wahre Glaube schlicht darin, sich grundlegend mit dieser letzten Realität auseinanderzusetzen, der wir den symbolischen Namen „Gott" geben.

Nach dem Philosophen Jean-Paul Sartre (1905–1980) handelt eine Person in „schlechtem Glauben", wenn sie sich weigert, sich dem „Nicht-Sein" zu stellen. Und dasselbe gilt für ein Leben, das nicht authentisch und nicht erfüllend ist.

Wenn man sich dem Nicht-Sein stellt, kann dies ein Gefühl von Ruhe, Freiheit, ja sogar Vornehmheit vermitteln, und – ja – es kann auch Unsicherheit, Einsamkeit, Verantwortung und folglich Angst mit sich bringen. Diese Angst ist jedoch keineswegs pathologisch, sondern vielmehr ein Zeichen von Gesundheit, Stärke und Mut. Freud merkte dazu an, dass die meisten Menschen im Grunde genommen gar keine Freiheit wollen, weil Freiheit Verantwortung bedeutet und Verantwortung den meisten Menschen Angst macht.

Für Tillich führt die Weigerung, sich dem Nicht-Sein zu stellen, nicht nur zu einem Leben, das nicht authentisch ist, sondern auch zu neurotischer Angst. Er hielt die Neurose für eine Methode, um das Nicht-Sein zu meiden, indem man das Sein meidet. Aus dieser Perspektive entsteht neurotische Angst aus einer verdrängten existenziellen Angst, die wiederum auf die Conditio humana zurückzuführen ist, insbesondere auf die Fähigkeit des Menschen, sich seiner selbst bewusst zu sein.

Wenn sich ein Mensch dem Nicht-Sein stellt, wird er dazu befähigt, sein Leben in die richtige Perspektive zu rücken, es in seiner Gesamtheit zu begreifen und ihm dadurch Richtung und Einheit zu verleihen. Wenn der Ursprung der Angst letztendlich die Angst vor der Zukunft ist, endet die Zukunft mit dem Tod; und wenn der Ursprung der Angst letztendlich die Ungewissheit ist, dann ist der Tod die einzige Gewissheit. Sich dem Tod zu stellen, seine Unvermeidbarkeit zu akzeptieren und ihn ins Leben zu integrieren, heilt einen Menschen nicht nur von der Neurose, sondern befähigt ihn auch dazu, das Beste aus seinem Leben zu machen.

Diejenigen, die ihr Gesicht vom wahren Guru abwenden, denen wird das Gesicht geschwärzt werden. Nacht für Nacht leiden sie unter Schmerzen; sie sehen, wie die Nase des Todes immer über ihnen schwebt. Sogar in ihren Träumen werden sie keinen Frieden finden; sie werden von den Feuern einer starken Angst verzehrt.

Sri Guru Granth Sahib, *Das heilige Buch der Sikhs*

Doch das Sinnproblem bleibt bestehen, und Sinn scheint von entscheidender Bedeutung für unser Leben zu sein: Ein subjektiver Mangel an Sinn ist der häufigste Grund für Suizid bei jungen Menschen und bei Menschen im mittleren Lebensalter. Selbst bei älteren Menschen kommt es oft zu einer Verschlechterung ihrer psychischen und körperlichen Verfassung, wenn sie das Gefühl haben, keine individuelle oder soziale Funktion mehr zu erfüllen. Viele Menschen unternehmen große Anstrengungen, um sich durch Geld, Status, Zugehörigkeit und Beziehungen einen Sinn zu sichern. Sie versuchen auch, ihr Dasein gewissermaßen zu verlängern, indem sie Kinder in die Welt setzen und Enkelkinder bekommen oder ein bedeutsames künstlerisches, geistiges oder soziales Erbe hinterlassen, das sie überdauert. Doch Percy Bysshe Shelleys Sonett „Ozymandias" macht auf ernüchternde Weise klar, dass man damit nur das Unvermeidliche hinauszögert:

Ich begegnete einem Wanderer, der, kommend aus altem Lande
Mir sagte: „Zwei ungeheure und rumpflose Beine aus Stein
Stehen in der Wüste. Nahe bei ihnen auf dem Sande
Halb versunken, liegt ein zerbrochnes Gesicht, dessen gerunzelte Stirn
Und gerümpfte Lippen und ein Grinsen kalten Befehls
Erzählen, daß sein Bildner sehr wohl jene Leidenschaften las
Die, aufgedrückt diesen leblosen Trümmern, noch übrig blieben,
Und von seiner Hand, die jene verhöhnte und das Herz sich daran weidete.
Und auf dem mächtigen Sockelsteine erschienen diese Worte:
,Mein Name ist Ozymandias, König der Könige:
Betrachte meine Werke, Allmächtiger, und verzweifle!'
Nichts anderes sonst, als diese Reste. Rund umher der Verfall
Jenes übergewaltigen Wracks, grenzenlos und dürftig
Dehnt sich einsamer und ebener Sand weit hinaus in die Fernen."

Percy Bysshe Shelley, *Ozymandias*

Manchen Menschen gelingt es, in der Religion Sinn zu finden, vielen anderen jedoch nicht. Wenn ein Mensch keinen Sinn in der Religion finden kann, kann er dann überhaupt einen Sinn finden? Erstens muss er die Möglichkeit in Betracht ziehen, dass das Leben an sich keinen Sinn hat. Das ermutigt ihn, sein Leben *sub specie aeternitatis* (unter dem Gesichtspunkt der Ewigkeit) zu sehen und es auf diese Weise in einen Kontext und in die richtige Perspektive zu rücken. Zweitens muss er höhere Ziele und Impulse verfolgen, die nicht in ihm selbst liegen, sondern universell sind, etwa indem er sich der Menschheit oder der Philosophie widmet. Weil derartige Ziele und Impulse unbegrenzt und zum Wohle anderer sind, bergen sie am ehesten einen Anschein von Sinnhaftigkeit. Drittens müssen die ausgewählten Ziele und Impulse eine in sich stimmige Beziehung zueinander haben und Teil einer einenden Vision sein, die sie als etwas erscheinen lässt, das mehr ist als nur eine bloße Aneinanderreihung isolierter Erfahrungen. Eine solche einende

Vision muss an reiflich durchdachten Idealen ausgerichtet sein, damit der Versuch, sich an ihnen zu orientieren und nach ihnen zu leben, sowohl als inspirierend als auch als motivierend erlebt wird. Dabei verlagert sich das Hauptaugenmerk von der Zukunft hin zum Hier und Jetzt, und vom Ziel hin zu dem Prozess, der auf dieses Ziel zuführt. Indem man sich in das Hier und Jetzt vertieft, tritt die Zukunft – der ultimative Ursprung aller Angst – schlicht in den Hintergrund. Dazu noch einmal Faulkner:

> Als der Fensterrahmen seinen Schatten auf die Vorhänge warf, war es zwischen sieben und acht, und dann hörte ich die Uhr und fand die Zeit wieder. Es war Großvaters Uhr, und als Vater sie mir gab, sagte er, Quentin, ich gebe dir das Mausoleum allen Hoffens und Wünschens; es ist geradezu grausam wahrscheinlich, daß du sie dazu verwendest, um die reductio ad absurdum aller menschlichen Erfahrung zu erlangen, das deinen persönlichen Bedürfnissen nicht mehr zugute kommen dürfte als den seinen oder denen seines Vaters. Ich gebe sie dir, nicht damit du dich der Zeit erinnerst, sondern daß du sie hin und wieder einen Augenblick lang vergessen und nicht deinen ganzen Atem daran verschwenden mögest, sie zu besiegen. Denn keine Schlacht wird jemals gewonnen, sagte er. Sie werden nicht einmal geschlagen. Das Schlachtfeld enthüllt dem Menschen lediglich seine eigene Dummheit und Verzweiflung, und Sieg ist nur eine Illusion von Philosophen und Toren.

> William Faulkner, *Schall und Wahn*

6
Suizid

Und so betrat ich die zerbrochene Welt,
Des Sehers Bund der Liebe suchend; sein Sang –
Ein Augenblick im Wind (weiß nicht, wohin verhallt!)
Doch konnte keine Wahl ihn halten lang.

Harold Hart Crane, aus *Der zerbrochene Turm* *

Suizid ist ein Neologismus, der auf *sui caedes* (lateinisch für „Selbsttötung") zurückgeht und 1897 erstmals von dem Soziologen Emile Durkheim verwendet wurde. Nach Durkheim bezeichnet der Begriff „jeden Todesfall, der direkt oder indirekt auf eine Handlung oder Unterlassung zurückzuführen ist, die vom Opfer selbst begangen wurde, wobei es das Ergebnis seines Verhaltens bereits im Voraus kannte". Suizid kann schlicht definiert werden als die Handlung der absichtlichen Selbsttötung, wobei die absichtliche Selbsttötung mit dem primären Ziel, andere zu retten oder ihnen zu helfen, nicht als Suizid angesehen werden kann, sondern als Selbstaufopferung. Daher ließe sich Suizid am besten definieren als die Handlung der

---

* *Der zerbrochene Turm (The Broken Tower)* war Cranes letztes Gedicht. Es entstand kurz bevor er sich im April 1932 das Leben nahm, indem er sich von Bord eines Ozeandampfers in den Golf von Mexiko stürzte.

© Springer-Verlag GmbH Deutschland, ein Teil von Springer Nature 2011
N. Burton, *Der Sinn des Wahnsinns – Psychische Störungen verstehen*,
https://doi.org/10.1007/978-3-662-58782-9_6

absichtlichen Selbsttötung *mit dem primären Ziel zu sterben.* Bei manchen Suizidhandlungen ist das primäre Ziel jedoch nicht ganz eindeutig. Die Schriftstellerin Virginia Woolf beispielsweise, die an einer schweren bipolaren Störung litt und mit 59 Jahren Selbstmord beging (Kap. 4), nannte in einem Abschiedsbrief an ihren Mann Leonard zwei Gründe für ihren Entschluss, sich das Leben zu nehmen: Die erneute Verschlechterung ihres psychischen Zustands und die Überzeugung, Leonards Leben zu zerstören. Am 28. März 1941 schrieb sie:

Liebster, ich fühle deutlich, dass ich wieder verrückt werde. Ich glaube, wir ertragen eine so schreckliche Zeit nicht noch einmal. Und diesmal werde ich nicht wieder gesund werden. Ich höre Stimmen, und ich kann mich nicht konzentrieren. Also tue ich, was mir in dieser Situation das Beste scheint. Du hast mir das größtmögliche Glück geschenkt. Du bist mir alles gewesen, was jemand für einen Menschen sein kann. Ich glaube nicht, dass zwei Menschen hätten glücklicher sein können, bis die schreckliche Krankheit kam. Ich kann nicht länger dagegen ankämpfen. Ich weiß, dass ich Dein Leben ruiniere, dass Du ohne mich arbeiten könntest. Und das wirst Du auch, ich weiß es. Du siehst, nicht einmal das kann ich richtig hinschreiben. Ich kann nicht lesen. Was ich sagen möchte ist, dass ich alles Glück in meinem Leben Dir verdanke. Du warst gänzlich geduldig mit mir und unglaublich gut. Das möchte ich sagen – jeder weiß es. Hätte mich jemand retten können, wärst Du es gewesen. Alles, außer der Gewissheit Deiner Güte, hat mich verlassen. Ich kann Dein Leben nicht länger ruinieren. Ich glaube nicht, dass zwei Menschen glücklicher hätten sein können, als wir es gewesen sind.

Man sollte Suizid von assistiertem Suizid bzw. Sterbehilfe unterschieden, bei der einem Menschen Mittel und Wege zur Verfügung gestellt werden, damit er sein Leben selbst beenden kann. Ebenso sollte man Suizid von der Tötung auf Verlangen abgrenzen, bei der eine Person, die körperlich nicht in der Lage ist, sich das Leben zu nehmen, eine andere Person zur Tötung auffordert. Schließlich sollte die Suizidhandlung von anderen selbstschädigenden Handlungen unterschieden werden, insbesondere vom Suizidversuch und vom Parasuizid (Abb. 6.1). Der Suizidversuch bezeichnet die Handlung, bei der man gezielt versucht, sich selbst zu töten, jedoch ohne Erfolg; und unter Parasuizid fällt jede Handlung mit nicht tödlichem Ausgang, bei der sich eine Person absichtlich Verletzungen oder Schädigungen zufügt. Parasuizidale Handlungen können mit einer Selbsttötungsabsicht einhergehen, müssen aber nicht; sie können auch ein Mittel sein, um Aufmerksamkeit auf sich zu ziehen, oder ein „Hilfeschrei", ein Akt der Rache oder einfach ein Ausdruck der Verzweiflung. Suizid, Suizidversuch und

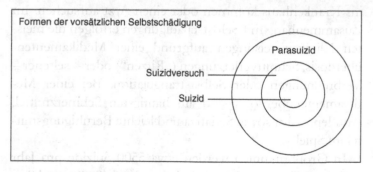

Abb. 6.1 Venn-Diagramm für verschiedene Arten der vorsätzlichen Selbstschädigung

Parasuizid sind unterschiedliche Formen der vorsätzlichen Selbstschädigung. Diese lässt sich definieren als eine absichtliche Verletzung der eigenen Person, unabhängig vom tatsächlichen Ausmaß der erlittenen Verletzung. Handlungen der vorsätzlichen Selbstschädigung, bei denen es sich weder um einen Suizid noch um einen Suizidversuch noch um einen Parasuizid handelt, können aus verschiedenen Gründen unternommen werden: Am häufigsten wird damit bezweckt, angestauten Ärger oder Anspannung loszuwerden; das Gefühl von Kontrolle über eine verzweifelte Lage zu haben; sich selbst dafür zu bestrafen, dass man ein „böser Mensch" ist; oder gegen das Gefühl emotionaler Taubheit anzukämpfen, etwas zu empfinden, sich lebendig zu fühlen und mit sich selbst bzw. dem eigenen Körper in Kontakt zu treten. In Großbritannien kommen selbstschädigende Handlungen immer häufiger vor: Pro Jahr werden etwa 200 000 Fälle in Krankenhäuser eingeliefert. Diese Zahl sagt jedoch nur wenig darüber aus, wie häufig Selbstschädigungen tatsächlich vorkommen. Denn in den meisten Fällen ist es ausgesprochen unwahrscheinlich, dass die Betroffenen ins Krankenhaus kommen oder einen Arzt aufsuchen. Im Zusammenhang mit Selbstschädigungen erfolgen die meisten Klinikeinweisungen aufgrund einer Medikamentenüberdosis, Schnittverletzungen („Ritzen") oder – seltener – Verbrennungen oder Selbststrangulation. Bei einer Medikamentenüberdosis sind am häufigsten Schmerzmittel, Antidepressiva sowie Sedativa und leichte Beruhigungsmittel im Spiel.

In Großbritannien werden etwa 5500 Suizide pro Jahr registriert (in Deutschland sind es mehr als 9000), und Suizid ist eine der häufigsten Todesursachen bei jungen Er-

wachsenen. Zwar versuchen mehr Frauen als Männer, sich
das Leben zu nehmen, aber die Zahl der vollendeten Suizide ist bei Männern deutlich höher als bei Frauen. Wissenschaftler führen dies auf die Wahl der Suizidmethoden
zurück. Während Männer überwiegend „harte" Methoden
wie Erhängen oder Erschießen wählen, bevorzugen Frau-
en „weiche" Methoden (z. B. Vergiften), bei denen Rettung
häufiger möglich ist. Außerdem fällt es Männern, die sich
mit Suizidgedanken tragen, schwerer, sich die nötige Hilfe
und Unterstützung zu suchen. Nach der britischen Statis-
tikbehörde ist die Suizidrate bei Männern zwischen 25 und
44 Jahren am höchsten; hier liegt die Rate bei etwa 18 von
100 000 Männern pro Jahr. Das Problem bei diesen Zahlen
ist, dass sie nur die dokumentierten Suizide wiedergeben,
die durch eine gerichtsmedizinische Untersuchung der To-
desursache bestätigt wurden; die tatsächlichen Suizidraten
sind möglicherweise viel höher.

Da die Dokumentation von Suiziden von Land zu Land
verschieden ist, lassen sich aussagekräftige internationale
Vergleiche nur schwer anstellen. Die weltweite Suizidrate
ist von etwa zehn von 100 000 Menschen im Jahr 1950 auf
gegenwärtig 16 von 100 000 Menschen angestiegen. Dieser
Anstieg könnte aber auch darauf zurückzuführen sein, dass
Suizidfälle heute besser als solche erkannt und dokumen-
tiert werden als früher. Innerhalb von Europa nehmen die
Suizidraten deutlich zu, je weiter man nach Norden und
nach Osten kommt. So berichten Russland, Litauen und
Estland über Suizidraten von etwa 40 von 100 000 Menschen. Im Gegensatz dazu liegen die berichteten Suizidraten in Irland, Italien und Griechenland unter sechs von
100 000 Menschen. Für die USA und Deutschland wird

eine Suizidrate von etwa elf von 100 000 Menschen angegeben, verglichen mit etwa acht von 100 000 Menschen in Großbritannien.

Die Suizidrate wird von mehreren Faktoren beeinflusst, darunter die Jahreszeit, die wirtschaftliche Lage und die Themen, die gerade die Medien beherrschen. Entgegen der landläufigen Vorstellung ist die Suizidrate nicht im Winter am höchsten, sondern im Frühling. Das liegt wahrscheinlich daran, dass die Wiedergeburt, die der Frühling symbolisiert, bei Menschen, die bereits suizidal sind, Gefühle der Hoffnungslosigkeit aufkommen lässt. Interessanterweise steigt die Suizidrate nicht nur in wirtschaftlichen Krisenzeiten an, sondern auch in Zeiten der wirtschaftlichen Prosperität, weil Menschen sich „abgehängt" fühlen, wenn andere ihnen scheinbar voraus sind. Mehrere soziologische Studien haben gezeigt, dass Geld nicht glücklicher macht, weil man sich davon Dinge kaufen kann (absoluter Einkommenseffekt); viel wichtiger ist der Vergleich des eigenen Einkommens mit dem anderer Menschen (relativer Einkommenseffekt). Dies könnte erklären, warum die Menschen in den Industrieländern trotz ihres Wohlstands nicht glücklicher sind als vor 50 Jahren. Obwohl sie viel wohlhabender, gesünder und weitgereister sind, fällt es ihnen schwer, mit „Lieschen Müller" Schritt zu halten.

Wenn in den Medien oder an prominenter Stelle über einen Suizid (insbesondere über den Suizid einer bekannten Persönlichkeit) berichtet wird, nimmt die Suizidrate zu. Wird ein Suizid durch einen anderen Suizid angeregt, sei es durch Berichterstattung in den Medien oder auf andere Art, spricht man von einem „Nachahmungssuizid". Das Phänomen selbst wird als „Werther-Effekt" bezeichnet, in

Anlehnung an Goethes berühmten Roman *Die Leiden des jungen Werther* (1774), in dem sich der Protagonist aufgrund seiner aussichtslosen Liebe zu der verheirateten Lotte erschießt. Nach der Veröffentlichung des Romans nahmen sich binnen kürzester Zeit ungewöhnlich viele junge Männer in ganz Europa auf exakt dieselbe Weise wie Werther das Leben. Diese Suizidwelle hatte vielerorts ein Verbot des Buches zur Folge. Dass Suizid „ansteckend" sein kann, ist also seit Jahrhunderten bekannt. Eine solche Ansteckung, bei der ein Suizid auf den anderen folgt, tritt aber vor allem in anfälligen Bevölkerungsgruppen auf, z. B. unter desillusionierten Teenagern oder Menschen mit psychischen Störungen.

Ein Rückgang der Suizidrate ist in Zeiten des nationalen Zusammenhalts zu verzeichnen, etwa bei Kriegen oder bei ihrem modernen Ersatz, den Fußballweltmeisterschaften. In solchen Zeiten kommt nicht nur ein Wir-Gefühl auf, sondern auch eine Erwartungsstimmung sowie Neugier auf das, was als Nächstes geschehen wird. Beispielsweise kam bei einer Untersuchung in England und Wales heraus, dass die Zahl der Suizide im September 2001 signifikant niedriger war als in allen anderen Monaten des Jahres 2001 und niedriger als in allen Septembermonaten der vergangenen 22 Jahre. Nach Emad Salib, dem Autor der Studie, stützen diese Ergebnisse Durkheims Theorie, dass Zeiten der äußeren Bedrohung einen Gruppenzusammenhalt innerhalb der Gesellschaft fördern und die Suizidrate dadurch verringert wird.

Auf der individuellen Ebene nimmt das Suizidrisiko einer Person durch eine Reihe demografischer und sozialer Faktoren zu. Zu den demografischen Risikofaktoren für Suizid

gehören die Merkmale männlich, relativ jung und allein-
stehend, verwitwet, getrennt oder geschieden. Bestimmte
Berufsgruppen wie Veterinärmediziner, Bauern, Ärzte
und Apotheker weisen ebenfalls ein höheres Suizidrisiko
auf. Das hängt wahrscheinlich mit ihrer Ausbildung und
ihren Kenntnissen zusammen, aber auch damit, dass sie im
Vergleich zur Allgemeinbevölkerung leichter an wirksame
Hilfsmittel wie verschreibungspflichtige Medikamente und
Waffen herankommen. Zu den sozialen Risikofaktoren für
Suizid gehören aktuelle Lebenskrisen, Arbeitslosigkeit, pre-
käre Beschäftigungsverhältnisse, Ruhestand sowie geringe
soziale Unterstützung, wie das oft bei älteren Menschen,
Gefängnisinsassen, Immigranten, Flüchtlingen und Trau-
ernden der Fall ist.

Das Suizidrisiko einer Person kann auch durch eine Reihe sogenannter klinischer Risikofaktoren zunehmen. Der
wichtigste Prädiktor für Suizid ist eine Vorgeschichte mit
Handlungen vorsätzlicher Selbstschädigung. Und das Risiko, dass eine Person innerhalb eines Jahres nach einer vorsätzlichen Selbstschädigung einen Suizid vollendet, ist etwa
hundertmal höher als in der Normalbevölkerung. Umgekehrt hat etwa die Hälfte aller Menschen, die einen Suizid
vollenden, eine Vorgeschichte mit vorsätzlicher Selbstschädigung. Angesichts der familiären Häufung von suizidalem
Verhalten steigt das Suizidrisiko einer Person, wenn in der
Familiengeschichte vorsätzliche Selbstschädigung oder vol-
lendeter Suizid aufgetreten sind. Das könnte daran liegen,
dass Suizid ein gelerntes Verhalten ist; wahrscheinlicher ist
jedoch, dass Familienmitglieder eine genetische Prädisposition für psychische Störungen wie Schizophrenie, Depression, manisch-depressive Erkrankung und folglich auch für

Suizid gemein haben. Personen mit einer psychiatrischen Störung, die sich nicht an die Therapieanweisungen des Arztes halten und sich beispielsweise weigern, das Medikament einzunehmen, das ihnen verschrieben wurde, haben ebenfalls ein höheres Suizidrisiko. Dasselbe gilt für Personen mit bestimmten psychiatrischen Symptomen wie Verfolgungswahn, Kontrollwahn, Eifersuchtswahn, Schuldwahn und akustischen Halluzinationen, bei denen imperative Stimmen Befehle erteilen (z. B. „Nimm dieses Messer und bring dich um"), oder Passivität, dem Gefühl, dass die eigenen Gedanken, Wünsche und Handlungen von einer äußeren Macht kontrolliert werden.

Ein 32-jähriger Architekt mit Schizophrenie hat versucht, sich mit seinen Schnürsenkeln zu erdrosseln, wurde jedoch vom Pflegepersonal daran gehindert. Er sagte: „Ich hatte ganz plötzlich das Gefühl, es tun zu müssen. Es war nicht mein Gefühl, es kam aus der Röntgenabteilung zu mir; jetzt weiß ich auch, warum sie mich gestern dorthin geschickt haben: damit sie mir Implantate einsetzen konnten. Das hat nichts mit mir zu tun, sie wollten, dass ich es mache. Deshalb nahm ich meine Schnürsenkel und zog sie mir fest um den Hals. Das war alles, was ich tun konnte.

Der Patient, der stationär in der Psychiatrie behandelt wurde, unternahm den Suizidversuch unter dem Einfluss von paranoiden Wahnvorstellungen in Verbindung mit Passivität. Bei stationären Psychiatriepatienten ist das Suizidrisiko besonders hoch, trotz der mitunter kontinuierlichen Betreuung und Überwachung: In England nehmen sich jedes Jahr etwa 150 stationäre Psychiatriepatienten das Leben. Das Suizidrisiko ist auch bei stationären Patienten in der

Allgemeinmedizin und Chirurgie erhöht. Besonders betroffen sind Patienten mit tödlichen Krankheiten, chronischen (langfristigen) Schmerzen oder Behinderungen sowie mit Krankheiten, bei denen direkt das Gehirn betroffen ist. Beispiele für solche Erkrankungen sind Krebs, früh einsetzender Diabetes, Schlaganfall, Epilepsie, Multiple Sklerose und AIDS.

Die häufigste Suizidmethode bei britischen Männern ist das Erhängen; knapp die Hälfte aller vollendeten Suizide wird auf diese Weise durchgeführt. Das ist erstaunlich, wenn man bedenkt, dass Erhängen nicht nur eine äußerst brutale Methode ist, sondern auch mit großer Wahrscheinlichkeit misslingt. Hier zeigt sich, wie wichtig der kulturelle Einfluss auf die Wahl der Suizidmethode ist. Bei britischen Frauen erfolgt etwa die Hälfte aller vollendeten Suizide durch Vergiften. Am häufigsten werden dazu Medikamente wie Antidepressiva, Paracetamol und nichtsteroidale Antiphlogistika wie Aspirin und Ibuprofen verwendet. Die Wahl der Suizidmethode wird nicht nur durch die jeweilige Kultur beeinflusst, sondern auch durch die Verfügbarkeit und Zugänglichkeit der Hilfsmittel. In den frühen 1960er Jahren führte die Verbreitung von Barbituraten zu einem deutlichen Anstieg der Suizide durch Vergiften. In den USA ist Suizid durch Erschießen viel häufiger als in Großbritannien. Dort wird etwa ein Prozent aller Suizide gemeinsam mit einer oder mehreren Personen durchgeführt (Doppel- bzw. Gruppensuizid); oft handelt es sich dabei um ältere Paare und nicht, wie meist angenommen, um „unglücklich liebende" Romeos und Julias.

Die römisch-katholische Kirche beharrt seit jeher darauf, dass das Leben eines Menschen Eigentum Gottes ist;

die Selbsttötung wird als ein Frevel betrachtet, weil Gott allein über Leben und Tod entscheidet. Der Philosoph und Vater des Empirismus David Hume (1711–1776) setzte dem entgegen: Wenn Selbsttötung ein Frevel ist, dann gilt das auch für den Versuch, jemandem das Leben zu retten. Die meisten Religionen teilen den Glauben der römisch-katholischen Kirche an die Heiligkeit des Lebens, obwohl sich einige dazu durchgerungen haben, Suizid zumindest unter bestimmten Umständen als vertretbar anzusehen. Beispielsweise haben einige tibetische Mönche aus Protest gegen die chinesische Besetzung Tibets Selbstmord begangen.

Rechtssysteme waren in der Geschichte stets durch die vorherrschende Religion beeinflusst, und in vielen Ländern sind Suizid und Suizidversuch bis heute gesetzeswidrig. In manchen Ländern geht die Jurisdiktion so weit, den Suizidversuch mit der Todesstrafe zu belegen, wobei dies gnädigerweise eher dem Geist des Gesetzes entspricht als seiner Anwendung. In Großbritannien stehen Suizid und Suizidversuch erst seit dem Suicide Act von 1961 nicht mehr unter Strafe; die Tötung auf Verlangen ist aber nach wie vor eine Straftat. Dies könnte sich ändern, da die Stimme der Freitod-Befürworter allmählich die der Gegner übertönt. Freitod-Befürworter argumentieren, dass das Leben eines Menschen keinem anderen gehört als ihm selbst und dass seine Entscheidung, zu sterben, respektiert und unterstützt werden sollte, vor allem dann, wenn der Freitod als rationale Lösung realer Probleme gerechtfertigt ist (beispielsweise bei chronischen und stark beeinträchtigenden Schmerzen). Im Gegensatz dazu sind die Freitod-Gegner der Überzeugung, dass sich der Mensch unter keinen Umständen das Leben nehmen darf. Für die

Tötung auf Verlangen spricht, dass Menschen ein Recht auf Würde, freie Entscheidung und freies Handeln haben, dass dadurch unnötiges Leiden verhindert wird und dass wertvolle Ressourcen der Gesundheitsversorgung erhalten bleiben. Auf der anderen Seite muss in Betracht gezogen werden, dass Personen mit einer körperlichen oder psychischen Störung möglicherweise gar nicht in der Lage sind, eine rationale Entscheidung zu einer so wichtigen Frage zu fällen. Sind sie erst einmal tot, können sie ihre Entscheidung nicht mehr rückgängig machen. Hinzu kommt, dass sich die Tötung auf Verlangen nur schwer regulieren lässt und Möglichkeiten für Missbrauch durch Verwandte und Ärzte eröffnet.

Anders als die meisten Menschen beschäftigen sich bestimmte Philosophen nicht im ethischen Sinne mit Suizid. Die Existenzialisten drehen den Spieß um, indem sie argumentieren, dass das Leben keinen Sinn hat und dass es daher auch keinen Grund gibt, es *nicht* zu beenden. So gesehen muss sich ein Mensch gewissermaßen dafür *rechtfertigen*, dass er nicht Suizid begeht; dies gelingt ihm nur, indem er seinem Leben einen Sinn gibt und durch diesen Sinn sein einzigartiges Potenzial ausschöpft. Jean-Paul Sartre (1905–1980), der führende Vertreter des Existenzialismus, bemerkte einmal, dass man seinen Tod lebt, aber sein Leben stirbt. Nihilistische (vom lateinischen *nihil* für „nichts") Philosophen unterscheiden sich insofern von den Existenzialisten, als sie der Überzeugung sind, dass ein Mensch sein Leben noch nicht einmal damit rechtfertigen kann, dass er ihm einen individuellen Sinn verleiht. Nach den Nihilisten kann nichts einen Sinn haben, noch nicht einmal der Suizid selbst. So interessant dies auch sein mag,

Psychiater meinen, dass mehr als 90 Prozent aller Suizidfälle nicht das Ergebnis einer rationalen Entscheidung sind,
sondern das Resultat einer psychischen Störung.

> Dann würde ich mein kraftloses Gestell ausstrecken
> Unter dem finstersten Schatten des wilden Waldes
> Und versuchen, die unaufhörliche Flamme zu löschen,
> Der meine verwelkten Organe zusetzen;
> Würde meine Augen schließen und träumen, ich wäre
> Auf irgendeiner entlegenen und verlassenen Ebene
> Und sehnte mich danach, meine Existenz dort zu lassen.
> Und damit könnte ich meinen Schmerz dort lassen,
> Der mir mit einem kalten und dürren Finger
> Die Verrücktheit in meine verwelkte Miene schrieb.
>
> Shelley, *The Retrospect: Cwn Elan* (1812), Zeilen 25–34

1756 veröffentlichte David Hume, der selbst unter einer
Depression litt, die beiden Schriften *Of Suicide* und *Of the
Immortality of the Soul* (deutsch: *Über Selbstmord* und *Über die
Unsterblichkeit der Seele*) in einem Sammelband mit dem Titel
Five Dissertations. Leider löste der Vorabdruck dieses Buches eine so heftige Kontroverse aus, dass Hume sich veranlasst sah, die beiden Abhandlungen über Selbstmord und
die Unsterblichkeit der Seele wieder herauszunehmen und
sie durch einen einzelnen, aber noch immer sehr einflussreichen Essay über Ästhetik zu ersetzen: *Of the Standard
of Taste*. In *Über Selbstmord* argumentiert Hume, dass der
Mensch, obwohl „der Tod allein seinem Elend eine Grenze
zu setzen vermag", es nicht wagt, einen Suizid zu begehen,
aus „leerer Furcht, daß er durch Gebrauch einer Kraft, die
ihm sein Schöpfer gab, jenes gütige Wesen beleidige". Dieser Umstand und der natürliche „Schauder vor dem Tode"

mache es „für ihn umso schwieriger, frei zu sein". Hume schlägt vor, „den Menschen in seine angeborne Freiheit wieder einzusetzen, indem wir alle Argumente gegen den Selbstmord prüfen und zeigen, daß diese Handlung frei von Schuld oder Tadel sein mag, wie dies auch die gemeine Ansicht aller alten Philosophen ist".

Nach Hume schuf Gott die Gesetze der Natur und versetzte alle „lebenden Wesen" – einschließlich den Menschen – in die Lage, sie zu nutzen, indem er sie mit bestimmten körperlichen und geistigen Fähigkeiten ausstattete. Angesichts dieses Zusammenspiels zwischen den Gesetzen der Natur und den „Kräften des Menschen und der andern Tiere" muss sich Gott nicht mehr um die Welt kümmern: „Die Vorsehung Gottes erscheint nicht unmittelbar in irgendeiner Handlung, sondern sie lenkt alle Dinge durch jene allgemeinen und unveränderlichen Gesetze, welche vom Anfang der Zeit an errichtet sind."

Aufgrund dieses Stands der Dinge nutzt der Mensch die Fähigkeiten, mit denen er ausgestattet wurde, um sich so gut wie möglich „Wohlsein, Glück und Erhaltung zu verschaffen". Wenn dazu gehören sollte, Suizid zu begehen, dann soll es so sein: Das Zusammenspiel zwischen den Gesetzen der Natur und den Fähigkeiten des Menschen machen dies eindeutig möglich. Warum also sollte es da irgendeine Ausnahme geben? Wenn es möglich ist, innerhalb der Weltordnung, die Gott vorgegeben hat, Suizid zu begehen, ist Suizid zulässig, *auch wenn* man einen religiösen Standpunkt einnimmt. „Das Leben eines Menschen", so Hume, „hat für das Weltall nicht größere Bedeutung als das einer Auster. (…) Ich danke der Vorsehung sowohl für das Gute, das ich genossen, als auch für die Macht, womit sie mich ausgestattet, den drohenden Übeln mich zu entziehen." In seiner *Naturalis historia* (*Naturgeschichte*) ging der römische Naturphilosoph Plinius der Ältere (23–79 n. Chr.) noch einen Schritt weiter als Hume, indem er die Macht, Selbstmord zu begehen, als einen Vorteil des Menschen gegenüber Gott ansah: „Gott kann sich nicht das Leben nehmen, welche Gewalt er doch den Menschen bei so vielen Plagen des Lebens noch zum größten Troste verliehen hat."**

Ein verbreitetes Argument gegen den Suizid lautet, es handle sich dabei um eine egoistische Tat, die den Menschen und der Gesellschaft, die zurückbleiben, schade. Hume setzt dem entgegen: „Ein Mensch, welcher sich aus dem Leben zurückzieht, fügt der Gesellschaft kein Leid zu; er hört bloß auf, ihr Gutes zu tun." Selbst wenn man annimmt, der Mensch sei dazu verpflichtet, Gutes zu tun, so endet diese Verpflichtung mit dem Tod. Und selbst wenn „die Verpflichtung, Gutes zu tun, beständig dauerte, so hat diese Verpflichtung doch ihre Grenzen: Ich bin nicht verpflichtet, der Gesellschaft ein geringfügiges Gutes zu tun auf Kosten eines großen Schmerzes meinerseits. Weshalb sollte ich also wegen eines nichtigen Nutzens, den die Gesellschaft vielleicht von mir erlangen möchte, ein elendes Dasein verlängern?" In manchen Fällen, so Hume, kann ein Mensch für die Gesellschaft zur Last werden, und „in solchem Fall muss mein Verzicht auf das Leben nicht bloß schuldlos, sondern löblich sein."

Unabhängig davon, ob Suizid moralisch vertretbar ist, geht es beim Suizid um den Tod. Daher stellt sich die Fra-

---

** Im lateinischen Original lautet das Zitat: Deus non sibi potest mortem conscisere si velit, quod homini dedit optimum in tantis vitae poenis.

ge, ob man den Tod fürchten sollte oder nicht. In einem einflussreichen Artikel aus dem Jahr 1970 mit dem prägnanten Titel „*Der Tod*" stellt der amerikanische Philosoph Thomas Nagel (*1934) genau diese Frage: Wenn der Tod das dauerhafte Ende unseres Daseins ist, ist er dann ein Übel? Entweder ist der Tod ein Übel, weil er den Menschen des Lebens beraubt, oder er ist ein „Nichts", weil er kein erfahrbarer Zustand ist. Wenn der Tod ein Übel ist, so ist er das nicht aufgrund seiner Eigenschaften, sondern aufgrund dessen, was er uns nimmt, nämlich unser Leben. Für Nagel ist die bloße Erfahrung des Lebens in sich wertvoll, unabhängig davon, ob die positiven oder die negativen Erlebnisse überwiegen.

Je länger man lebt, desto mehr Leben „akkumuliert" man. Im Gegensatz dazu kann der Tod nicht akkumuliert werden – er ist kein Übel, von dem Shakespeare bis heute mehr abbekommen hat als Proust (so Nagel). Die meisten Menschen würden die unendlich lange Zeit, bevor sie geboren wurden, wohl kaum als ein Übel ansehen. Wenn also der Tod ein Übel ist, dann liegt das nicht daran, dass mit ihm eine Zeit der Nichtexistenz beginnt, sondern daran, dass er uns das Leben nimmt.

Nagel führt drei Einwände gegen diese Auffassung an, allerdings nur, um sie später zu widerlegen. Erstens stellt sich die Frage, ob irgendetwas ein Übel sein kann, wenn es nicht tatsächlich Verdruss bereitet. Zweitens ist im Totsein kein Subjekt mehr vorhanden, auf das sich dieses Übel beziehen könnte. Solange ein Mensch existiert, ist er noch nicht gestorben; und ist er erst einmal gestorben, existiert er nicht mehr. Daher scheint es keine Zeit zu geben, in der ihm das Übel des Todes widerfahren könnte. Drittens: Wenn die meisten Menschen die lange Zeit, bevor sie geboren wurden, nicht als ein Übel betrachten, warum sollten sie dann die Zeit, nachdem sie gestorben sind, als ein Übel ansehen?

Nagel setzt diesen drei Einwänden gegen die Auffassung, dass der Tod ein Übel ist, weil er uns das Leben nimmt, entgegen, dass das Gute oder das Üble, das einen Menschen befällt, eher von seiner Lebensgeschichte und seinen Möglichkeiten abhängt als von seinem momentanen Zustand. Daher kann ein Übel selbst dann über ihn hereinbrechen, wenn er gar nicht anwesend ist, um es zu erleben. Nehmen wir beispielsweise an, ein intelligenter Mensch erleidet eine Kopfverletzung, durch die er in den geistigen Zustand eines zufriedenen Säuglings zurückfällt. Nahezu jeder würde das als ein schlimmes Übel ansehen, obwohl der Betroffene selbst (in seinem momentanen Bewusstseinszustand) gar nicht in der Lage ist, dies so zu empfinden. Wenn daher die drei oben genannten Einwände nicht gelten, liegt das im Wesentlichen daran, dass sie die zeitliche Richtung nicht berücksichtigen. Obwohl ein Mensch seinen Tod nicht überleben kann, kann ihm dennoch ein Übel widerfahren; und obwohl ein Mensch in der Zeit vor seiner Geburt oder nach seinem Tod nicht existiert, ist die Zeit nach seinem Tod die Zeit, der er beraubt worden ist, die Zeit, in der er all die guten Dinge des Lebens weiterhin hätte genießen können.

Es bleibt also die Frage, ob die Nichtverwirklichung jedes möglichen künftigen Lebens ein absolutes Übel ist oder ob dieses davon abhängt, was man sich natürlicherweise noch vom Leben hätte erhoffen können: Der Tod von

John Keats mit 24 Jahren wird allgemein als tragisch angesehen, der von Lew Tolstoi mit 82 Jahren dagegen nicht.
Das Problem ist, so Nagel, dass mit dem Tod all die guten
Dinge enden, die das Leben enthält. Der Tod, wie unver-
meidbar er auch sein mag, ist die abrupte Auslöschung des
unerschöpflich Guten im Leben.

Nachwort

„Psychische Störungen" lassen sich nur schwer definieren. Allgemein gesprochen sind psychische Störungen Zustände, zu denen entweder der Verlust des Realitätsbezugs oder Leid und Beeinträchtigung gehören. Diese Erfahrungen liegen auf einem Kontinuum mit normalen menschlichen Erfahrungen; und daher ist es nicht möglich, den Punkt zu bestimmen, ab dem sie pathologisch werden. Zudem finden Konzepte wie Schizophrenie, Depression und Persönlichkeitsstörung, wie sie in den Klassifikationen psychischer Störungen aufgelistet werden, womöglich gar keine Entsprechung im realen, eindeutigen Krankheitsgeschehen. Und selbst wenn, lassen die Symptome und klinischen Manifestationen, durch die sie definiert werden, immer Spielraum für eine subjektive Interpretation.

Um diesem Problem gerecht zu werden, bedienen sich die Klassifikationssysteme umfassender „Symptomlisten" und definieren jedes einzelne Symptom mithilfe von akribischen wissenschaftlichen Begrifflichkeiten, die weit entfernt von den subjektiv empfundenen Erfahrungen der Betroffenen sind. Dies kann dazu führen, dass sich Psychiater und Psychologen zu sehr auf die Validierung und Behandlung einer abstrakten Diagnose konzentrieren und

© Springer-Verlag GmbH Deutschland, ein Teil von Springer Nature 2011
N. Burton, *Der Sinn des Wahnsinns – Psychische Störungen verstehen*,
https://doi.org/10.1007/978-3-662-58782-9

dem Leid einer Person, dem Kontext, in dem dieses Leid steht, und seiner Bedeutung bzw. seinem *Sinn* zu wenig Beachtung schenken. Psychiater und Psychologen nutzen zwar komplexe ätiologische Modelle. Doch übersehen sie häufig, dass die subjektiv empfundene Erfahrung einer Person oft einen Sinn an und für sich hat, auch wenn dieser Sinn vage, komplex und schwer zu deuten ist. Indem sie diesen Sinn erkennt, wird die Person möglicherweise in die Lage versetzt, den Ursprung ihres Leids auszumachen, sich damit auseinanderzusetzen und auf diese Weise schneller und nachhaltiger gesund zu werden. Darüber hinaus kann sie wichtige Erkenntnisse über sich selbst gewinnen und ihr Leben aus einer neuen Perspektive betrachten.

Was den Ursprung psychischer Störungen angeht, so sind Zustände wie Angststörungen, Depression und Persönlichkeitsstörungen möglicherweise aus der Notwendigkeit bzw. aus unserem Bedürfnis entstanden, mit unserer Umwelt fertig zu werden und uns auf die menschliche Erfahrung einen Reim zu machen. So scheint es beispielsweise eine angeborene Prädisposition für spezifische Phobien wie die Spinnen- oder Schlangenphobie zu geben. Solche Prädispositionen sind dazu da, uns vor den potenziellen Gefahren zu schützen, denen unsere Vorfahren ausgesetzt waren, und somit unsere Überlebens- und Fortpflanzungschancen zu verbessern. Das hohe Maß an Hintergrundangst, das manchmal auch als „Neurose" bezeichnet wird, kann von einer existenziellen Angst herrühren. Indem wir uns dieser Angst stellen, werden wir dazu befähigt, unser Leben in die richtige Perspektive zu rücken, es in seiner Gesamtheit zu begreifen und ihm dadurch Richtung und Einheit zu verleihen. In manchen Fällen kann uns die Neurose auch „mit eisernem Griff" festhalten und uns dazu zwingen, unser individuelles Potenzial zu entwickeln.

Eine Depression kann durch ein bedeutsames Lebensereignis oder durch eine existenzielle Krise ausgelöst werden und uns so mitteilen, dass etwas völlig schiefläuft und aufgearbeitet und verändert oder zumindest verstanden werden muss. Die Depression kann uns auch dazu befähigen, uns aus dem rastlosen Treiben des sozialen Lebens zurückzuziehen und Zeit und Raum für die Einsamkeit zu schaffen, in der wir Durchblick und Verständnis erlangen. Der „depressive Realismus" kann schwermütige Menschen dazu veranlassen, den naiven Optimismus und die rosarote Brille abzulegen, die so viele von uns von der Realität abschirmen. Er kann uns dazu bringen, das Leben mit einem höheren Maß an Realitätsgenauigkeit zu betrachten und Ereignisse entsprechend einzuordnen. Für diese Menschen ließe sich das Konzept der Depression auf den Kopf stellen und im positiven Sinne neu definieren als eine „gesunde Ahnung", dass das Leben keinen Sinn hat und dass die moderne Gesellschaft absurd und entfremdend ist. Wenn Angst und Depression so häufig zusammen auftreten, dann mag das daran liegen, dass sie beide in unseren existenziellen Sorgen wurzeln.

Persönlichkeitsstörungen können uns ein breiteres Spektrum und mehr Möglichkeiten eröffnen, um zu Selbsterkenntnis zu gelangen; sie können uns aber auch den Antrieb und die Persönlichkeitsmerkmale verleihen, die in bestimmten Bereichen für Erfolg prädisponieren. So können z. B. Menschen mit einer histrionischen Persönlichkeitsstörung besonders geschickt darin sein, andere zu „bezirzen" bzw. zu manipulieren, was sie dazu prädestiniert, wirtschaftliche Beziehungen aufzubauen und zu pflegen. Menschen mit einer narzisstischen Persönlichkeitsstörung können sehr ehrgeizig, souverän und egoistisch sein und Menschen und Situationen zu ihrem eigenen Vorteil nutzen. Und Menschen mit einer Zwangsstörung können es in Unternehmen und in akademischen Berufen weit bringen, weil sie sich übermäßig der Arbeit und der Produktivität widmen.

Während psychische Störungen wie Angststörungen, Depression und Persönlichkeitsstörungen möglicherweise aus unserem Bedürfnis entstanden sind, unser Menschsein zu bewältigen und uns einen Reim auf die menschliche Erfahrung zu machen, können andere psychische Störungen wie die Schizophrenie und die bipolare Störung von Eigenschaften wie Sprache und Kreativität herrühren – Eigenschaften, die uns von anderen Lebewesen unterscheiden und uns als Menschen definieren. Möglicherweise hat sich die Schizophrenie im Laufe der Evolution im Zusammenhang mit der Ausbildung eines Sprachzentrums in der dominanten linken Hälfte des menschlichen Gehirns entwickelt. Diese Funktionslateralisierung führte zu einer anatomischen Asymmetrie im Gehirn und zu subtilen Abweichungen, die uns für psychotische Symptome prädisponieren. Sprache ist zur Kommunikation zwar nicht erforderlich, sie ermöglicht jedoch Symbolik, Emotionalität und Kreativität. Diese einzigartigen Anlagen machen uns nicht nur zu dem bei Weitem anpassungsfähigsten aller Lebewesen; sie befähigen uns auch dazu, uns mit Dingen wie Kunst, Musik und Religion zu beschäftigen und sind somit ein Teil dessen, was uns als Menschen ausmacht. Subtile Abweichungen bei der Funktionslateralisierung können in manchen Fällen zu Schizophrenie führen; doch in vielen Fällen steigern sie das Potenzial für Kreativität und Spiritualität, weil sie die Fähigkeit verbessern, die symbolische Sprache zu *nutzen*.

Anders als die meisten psychischen und körperlichen Störungen tritt die bipolare Störung häufiger in höheren sozioökonomischen Schichten auf. Dies deutet darauf hin, dass die prädisponierenden Gene bei Verwandten von Menschen mit bipolarer Störung und vielleicht sogar bei den Betroffenen selbst für größere Leistungen und mehr Erfolg prädisponieren. Die Gene, die für eine bipolare Störung verantwortlich sind, können aber nicht nur zu adaptiven Vorteilen für den Einzelnen führen, sondern auch für ganze Populationsgruppen. Gruppen mit einem hohen Anteil an kreativen Menschen sind mit großer Wahrscheinlichkeit künstlerisch und kulturell stärker entwickelt als andere. Das schafft ein stärkeres Identitätsbewusstsein, mehr Zielstrebigkeit und einen stärkeren sozialen Zusammenhalt. Außerdem sind sie im wissenschaftlichen und technischen Bereich wahrscheinlich weiter fortgeschritten und somit wirtschaftlich und militärisch erfolgreicher.

Interessanterweise wird Kreativität offenbar sowohl durch Gene begünstigt, die für eine Schizophrenie prädisponieren, als auch durch Gene, die für eine bipolare Störung prädisponieren. Das deutet darauf hin, dass beide Störungen zum selben Spektrum psychotischer Störungen gehören. So lässt sich eventuell auch Platons frühe Beobachtung im *Phaidros* erklären: „... so viel schöner ist nach diesem Zeugnis der Alten der Wahnsinn als die Besinnung, er, der von Gott kommt, als jene, die menschlich ist."

Es ist jedoch wichtig, dass psychische Störungen weder romantisiert noch verharmlost werden oder unbehandelt bleiben, – nur weil sie möglicherweise für Kreativität, Problemlösen und persönliche Entwicklung prädisponieren. Schwere Formen psychischer Störungen haben durchaus eine biologische Grundlage und existieren gewiss nicht nur im Kopf. Alle psychischen Störungen sind düster und schmerzvoll, und die meisten Menschen, die darunter leiden, würden diese Erfahrung niemandem wünschen, am allerwenigsten sich selbst. In vielen Fällen können psychische Störungen zu Suizid oder Suizidversuchen, Selbstschädigung, Selbstvernachlässigung oder Unfällen führen. Sogar hochkreative und erfolgreiche Menschen mit bipolarer Störung, wie z. B. Sylvia Plath oder Virginia Woolf, haben sich schließlich das Leben genommen, und Schätzungen zufolge leiden mehr als 90 Prozent der Menschen, die Selbstmord begehen, unter einer psychischen Störung.

Wenn Sie mit einer psychischen Störung ringen und an Suizid denken, würde ich Ihnen gerne mit Thomas Nagel Folgendes sagen: Die bloße Erfahrung des Lebens ist in sich wertvoll, egal, ob die positiven oder die negativen Erlebnisse überwiegen. Und der Tod, wie unvermeidlich er auch sein mag, ist die abrupte Auslöschung alles Guten im Leben.

Statt stigmatisiert oder romantisiert zu werden, sollten psychische Störungen schlicht als das verstanden werden, was sie sind – als ein Ausdruck unserer tiefsten menschlichen Natur. Indem wir viele ihrer Merkmale in uns selbst erkennen und über sie nachdenken, werden wir vielleicht die Fähigkeit erlangen, sie sowohl in Grenzen zu halten als auch positiv zu nutzen.

Dies ist zweifellos die höchste Form der Genialität.

Les choses les plus belles sont celles que souffle la folie et qu'écrit la raison. Il faut demeurer entre les deux, tout près de la folie quand en rêve, tout près de la raison quand on écrit.

Die schönsten Dinge sind die, welche der Wahnsinn einbläst, die Vernunft niederschreibt. Man muss zwischen beiden weilen, ganz nah dem Wahnsinn, wenn man träumt, ganz nah der Vernunft, wenn man schreibt.

André Gide

Danksagung

Dieses Buch hätte nicht geschrieben werden können ohne die Anregung, Beratung und Unterstützung durch Chris Chopdar, Jonathan Ray, Robert Whittle, Andrew Magee, Robert Pyrah und Will Pooley. Ihnen allen bin ich zu tiefem Dank verpflichtet, ebenso all den Denkern, die ich in diesem Buch zitiert habe und die dort nach Sinn gesucht haben, wo keiner war.

Neel Burton, Oxford
neelburton@yahoo.com

Quellenverzeichnis

Frontispiz: Nietzsche, F. (1994) [1883]. *Also sprach Zarathustra: Ein Buch für alle und keinen.* Stuttgart: Reclam, S. 40.

Einleitung

S. IX: Carroll, L. (2009) [1865]. *Alice im Wunderland,* Kap. 6. Frankfurt/M.: Insel, S. 67.

Kapitel 1

S. 1: Die Bibel nach der deutschen Übersetzung Martin Luthers (Fassung von 1984), Genesis/Erstes Buch Mose, Kap. 3, Vers 19.

S. 1: Harlow, J. M. (1848). Passage of an iron rod through the head. *Boston Medical and Surgical Journal* 39: 389–393.

S. 2: Jung, C. G. (1994) [1932]. Vom Werden der Persönlichkeit. In: *Gesammelte Werke,* Bd. 17, 8. Aufl. Solothurn, Düsseldorf: Walter, S. 195.

S. 3: Harlow, J. M. (1868). Recovery from the passage of an iron bar through the head. *Publications of the Massachusetts Medical Society* 2: 327–347, hier S. 339–340.

© Springer-Verlag GmbH Deutschland, ein Teil von Springer Nature 2011
N. Burton, *Der Sinn des Wahnsinns – Psychische Störungen verstehen,*
https://doi.org/10.1007/978-3-662-58782-9

S. 4: Kierkegaard, S. (2008) [1846]. *Abschließende Unwissenschaftliche Nachschrift zu den Philosophischen Brocken.* Frankfurt/M.: Zweitausendeins. (Übers. d. Zitats M. Reiss).

S. 5: Sartre, J.-P. (2006) [1944]. *Geschlossene Gesellschaft: Stück in einem Akt.* Reinbek: Rowohlt, S. 59.

S. 6: Locke, J. (2006) [1689]. *Versuch über den menschlichen Verstand.* Hamburg: Meiner, S. 419.

S. 7–9: Shoemaker, S. (1963). *Self-knowledge and Self-identity.* Ithaca, NY: Cornell University Press, S. 23–24.

S. 14–15: Frankfurt, H. G. (1969). Alternative possibilities and moral responsibility. *Journal of Philosophy* 66: 829–839.

S. 15: Strawson, G. (1986). *Freedom and Belief.* Oxford: Oxford University Press, S. 28f.

S. 16: Theophrast (2000) [etwa 390–287 v. Chr.]. *Charaktere: Griechisch/Deutsch,* Hrsg. u. Übers. D. Klose. Stuttgart: Reclam.

S. 16–17: Pinel, P. (1801). *Manie ohne Delirium: Philosophisch-medicinische Abhandlung über Geistesverirrungen oder Manie.* Wien: Carl Schaumburg und Co., S. 178–189.

S. 17: Prichard, J. C. (1835). *Treatise on Insanity and Other Disorders Affecting the Mind.* London: Sherwood, Gilbert, and Piper, S. 12.

S. 17: Kraepelin, E. (1909–1915). *Psychiatrie: Ein Lehrbuch für Studierende und Ärzte.* 8. Aufl. Leipzig: J. A. Barth.

S. 17: Schneider, K. (1950) [1923]. *Die psychopathischen Persönlichkeiten.* Leipzig/Wien: Deuticke.

S. 17: American Psychiatric Association (2003). *Diagnostisches und Statistisches Manual Psychischer Störungen: Textrevision. DSM-IV-TR.* Deutsche Bearbeitung und Einführung von H. Saß, H.-U. Wittchen, M. Zaudig und I. Houben. Göttingen: Hogrefe, 2003. (Übersetzt nach der Textrevision der vierten Auflage des *Diagnostic and Statistical Manual of Mental Disorders* der American Psychiatric Association, 2000). Persönlichkeitsstörungen: S. 749–798.

S. 18: Ebd., S. 749.

S. 20: *Kendler, K. S. et al. (2006). Dimensional representations of DSM-IV cluster A personality disorders in a population-based sample of Norwegian twins: A multivariate study. *Psychological Medicine* 36(11): 1583–1591.

S. 23: Macdonald, J. M. (1963). The threat to kill. *American Journal of Psychiatry* 120: 125–130.

S. 25–26: Ovid (2005) [etwa 2–8 n. Chr.]. *Metamorphosen: Das Buch der Mythen und Verwandlungen.* Düsseldorf: Albatros, S. 71–77.

S. 30–31: Board, B. J. und Fritzon K. F. (2005). Disordered personalities at work. *Psychology, Crime and Law* 11: 17–23.

S. 31: James, W. (1997) [1901/02]. *Die Vielfalt religiöser Erfahrung: Eine Studie über die menschliche Natur.* Vorlesung I: „Religion und Neurologie". Frankfurt/M.: Insel, S. 55–56.

S. 32: *Eisenstadt, J. M. (1978). Parental loss and genius. *American Psychologist* 33: 211–223.

S. 32: **Brown, F. (1968). Bereavement and lack of a parent in childhood. In: E. Miller (Hrsg.). *Foundations of Child Psychiatry.* Oxford: Pergamon, S. 435–455.

S. 34: Aristoteles (1975) [etwa 322 v. Chr.]. *Die Nikomachische Ethik,* II. Buch, Kap. 5, Hrsg. u. Übers. Olof Gigon. München: Deutscher Taschenbuch Verlag, S. 91.

S. 34: Ebd., X. Buch, Kap. 6, S. 294.

S. 38: Nedo, M. (Hrsg.) (1999). Ludwig Wittgenstein: Wiener Ausgabe. Studien, Texte, Bd. 1, *Philosophische Bemerkungen.* Wien/New York: Springer, S. 182.

S. 38: Gibbon, E. (1837) [1776–1788]. *Gibbon's Geschichte des Verfalles und Unterganges des römischen Weltreiches.* Leipzig: Otto Wiegand, S. 1850.

S. 41: Freud, S. (1986) [1905]. *Der Witz und seine Beziehung zum Unbewussten.* Frankfurt/M.: Fischer.

S. 41: Stekel, W. (1908). *Nervöse Angstzustände und ihre Behandlung.* Stuttgart/Jena: Urban & Schwarzenberg.

S. 42: Glasenapp, H. (Hrsg.) (2003). *Bhagavadgita: Das Lied der Gottheit*, Zweiter und Achtzehnter Gesang. Stuttgart: Reclam, S. 24, 101.

Kapitel 2

S. 43: Szasz, T. (1973). *The Second Sin*. New York: Doubleday, S. 113.

S. 43, 45: Bleuler, P. E. (1911). *Dementia praecox oder die Gruppe der Schizophrenien*. Leipzig/Wien: Deuticke.

S. 43: Stevenson, R. L. (1987) [1886]. *Der seltsame Fall von Dr. Jekyll und Mr. Hyde*. Frankfurt/M.: Insel.

S. 45: Kraepelin, E. (1909–1915). *Psychiatrie: Ein Lehrbuch für Studierende und Ärzte*. 8. Aufl. Leipzig: J. A. Barth.

S. 46–47: Die Bibel nach der deutschen Übersetzung Martin Luthers (Fassung von 1984), Erstes Buch Samuel, Kap. 16, Verse 14 und 23.

S. 46–47: Zu Hera und Herakles: H. J. Rose (2003). *Griechische Mythologie: Ein Handbuch*. München: C. H. Beck, S. 206–207; siehe auch *Der rasende Herakles* von Euripides bzw. *Der rasende Herkules* von Seneca.

S. 46–47: Zu Agamemnon und Achilles: Homer (2010) [etwa 8. Jh. v. Chr.]. *Ilias* und *Odyssee*. Text der Ausgabe von 1821, Übers. J. H. Voß. Stuttgart: Reclam, hier Ilias, Neunzehnter Gesang, S. 423.

S. 47–48: Hippokrates, „Über die heilige Krankheit" (etwa 430–410 v. Chr.), zitiert in: Reichert, H. (2000). *Neurobiologie*. Stuttgart: Thieme, S. 1.

S. 49: Weyer, J. (1969) [1563]. *De Praestigiis Daemonum: Von den Blendwerken der Dämonen*. Nachdruck der deutschen Übersetzung von 1575. Darmstadt: Bläschke.

S. 50: Molière (2006) [1673]. *Der eingebildete Kranke*. Frankfurt/M.: Insel.

S. 50: Ders. (1996) [1666]. *Der Arzt wider Willen*. In: *Molière: Komödien* IV. Zürich: Diogenes.

S. 50: Pinel, P. (1801). *Manie ohne Delirium: Philosophisch-medicinische Abhandlung über Geistesverirrungen oder Manie*. Wien: Carl Schaumburg und Co.

S. 51: Esquirol, J.-E.-D. (1838). *Die Geisteskrankheiten in Beziehung zur Medizin und Staatsarzneikunde*. Berlin: Voß.

S. 51: Kraepelin, E. (2007) [1883]. *Kompendium der Psychiatrie: Zum Gebrauch für Studierende und Ärzte*, Hrsg. E. v. Krosigk. Saarbrücken: Verlag Dr. Müller.

S. 51: American Psychiatric Association (2003). *Diagnostisches und Statistisches Manual Psychischer Störungen: Textrevision. DSM-IV-TR*. Deutsche Bearbeitung und Einführung von H. Saß, H.-U. Wittchen, M. Zaudig und I. Houben. Göttingen: Hogrefe, 2003.

S. 51: Weltgesundheitsorganisation (2005). *Internationale Klassifikation psychischer Störungen*. ICD-10, 5. Aufl. Bern: Huber.

S. 66–67: Zum Beispiel Crow, T. J. (1997). Schizophrenia as failure of hemispheric dominance for language. *Trends in Neuroscience* 20(8): 339–343.

S. 68: Die Bibel nach der deutschen Übersetzung Martin Luthers (Fassung von 1984), Evangelium nach Johannes, Kap. 1, Vers 1.

S. 68–69: Nostitz, H. (1927). *Rodin in Gesprächen und Briefen*. Dresden: Wolfgang Jess Verlag, S. 218.

S. 69: Nasar, S. (2005) [1999]. *Genie und Wahnsinn: Das Leben des genialen Mathematikers John Nash*. München: Piper.

S. 71: Folley, B. S. und Park, S. (2005). Verbal creativity and schizotypical personality in relation to prefrontal hemispheric laterality: A behavioural and near-infrared optical imaging study. *Schizophrenia Research* 80(2–3): 271–282.

S. 71–72: Nettle, D. und Clegg, H. (2006). Schizotypy, creativity, and mating success in humans. *Proceedings Biological Sciences* 273: 611–615.

S. 73: *Ohayon, M. M. (2000). Prevalence of hallucinations and their pathological associations in the general population. *Psychiatry Research* 97(2–3): 153–164.

S. 73–74: Platon (1999) [etwa 370 oder 360 v. Chr.]. Phaidros. In: Sämtliche Werke, Bd. 2. Berlin: Lambert Schneider, S. 433–434.

S. 76: Pizzagalli, D. (2000). Brain electric correlates of strong belief in paranormal phenomena: Intracerebral EEG source and regional Omega complexity analyses. *Psychiatry Research* 100(3): 139–154.

S. 76–77: American Psychiatric Association (2003). *Diagnostisches und Statistisches Manual Psychischer Störungen: Textrevision. DSM-IV-TR.* Deutsche Bearbeitung und Einführung von H. Saß, H.-U. Wittchen, M. Zaudig und I. Houben. Göttingen: Hogrefe, 2003. Schizophrenie und andere psychotische Störungen: S. 343–392, hier S. 358–359.

S. 80: Platon (1999) [nach 399 v. Chr.]. Laches. In: *Sämtliche Werke*, Bd. 1. Berlin: Lambert Schneider.

S. 81: Bonnie, R. (2002). Political abuse of psychiatry in the Soviet Union and China: Complexities and controversies. *Journal of American Academic Psychiatry and the Law* 30: 136–144.

S. 82: Karl Jaspers (1973) [1913]. *Allgemeine Psychopathologie.* Berlin/Heidelberg: Springer, S. 80–89.

S. 82: American Psychiatric Association (2003). *Diagnostisches und Statistisches Manual Psychischer Störungen: Textrevision. DSM-IV-TR.* Deutsche Bearbeitung und Einführung von H. Saß, H.-U. Wittchen, M. Zaudig und I. Houben. Göttingen: Hogrefe, 2003, S. 353.

S. 82: Bhagwan Shree Rajneesh („Osho"), zitiert in Storr, A. (1996). *Feet of Clay: Saints, Sinners, and Madmen. A Study of Gurus.* New York: The Free Press, S. 94.

S. 83: Szasz, T. S. (1985) [1961]. *Geisteskrankheit – ein moderner Mythos? Grundzüge einer Theorie des persönlichen Verhaltens.* Frankfurt/M.: Fischer.

S. 83: Ders. (1979) [1976]. *Schizophrenie: Das heilige Symbol der Psychiatrie.* Frankfurt/M.: Fischer.

S. 83: Foucault, M. (2007) [1961]. *Wahnsinn und Gesellschaft: Eine Geschichte des Wahns im Zeitalter der Vernunft.* Frankfurt/M.: Suhrkamp.

S. 84: Zum Beispiel Laing, R. D. (1994) [1960]. *Das geteilte Selbst: Eine existenzielle Studie über geistige Gesundheit und Wahnsinn.* Köln: Kiepenheuer & Witsch.

S. 85: Jung, C. G. (1908). Der Inhalt der Psychose. In: *Schriften zur angewandten Seelenkunde,* Bd. 3. Wien: Deuticke.

Kapitel 3

S. 87: Marcel Proust, *Auf der Suche nach der verlorenen Zeit* (1913–1927), zitiert nach: http://www.zitate-aphorismen.de/zitate/interpretation/Marcel_Proust/2517 [Stand: 15.11.2010]

S. 87: Die Bibel nach der deutschen Übersetzung Martin Luthers (Fassung von 1984), Der Prediger Salomo, Kap. 1, Verse 17–18.

S. 90–91: Styron, W. (2010) [1990]. *Sturz in die Nacht: Die Geschichte einer Depression.* Berlin: Ullstein. (Übers. d. Zitats M. Reiss).

S. 94: Kesey, K. (2003) [1962]. *Einer flog über das Kuckucksnest.* Reinbek: Rowohlt.

S. 97: *Turner, E. H. et al. (2008). Selective publication of antidepressant trials and its influence on apparent efficacy. *New England Journal of Medicine* 358(3): 252–260.

S. 97–98: *Kirsch, I. et al. (2008). Initial severity and antidepressant benefits: A meta-analysis of data submitted to the Food and Drug Administration. *Public Library of Science: Medicine.*

S. 99–100: Watson, J. B. und Rayner, R. (1920). Conditioned emotional reaction. *Journal of Experimental Psychology* 3: 1–14.

S. 101: Burgess, A. (1997) [1962]. *Uhrwerk Orange*. München: Heyne.

S. 108: Thorndike, E. L. (1928). The Fundamentals of Learning. New York: Teachers College Press.

S. 108: Skinner, B. F. (1974). *Die Funktion der Verstärkung in der Verhaltenswissenschaft*. München: Kindler.

S. 109–110: Watson (1914), zitiert nach Bonin, W. F. (1983). *Hermes Handlexikon: Die großen Psychologen*. Düsseldorf: Econ, S. 329.

S. 110: Hobmair, H. (Hrsg.) (1996). *Pädagogik: Ein Lehrbuch*. Köln/München: Stam, S. 173.

S. 112–113: Frankl, V. E. (1998) [1946]. *...trotzdem Ja zum Leben sagen: Ein Psychologe erlebt das Konzentrationslager*. München: dtv. (Übers. d. Zitats M. Reiss).

S. 121: Keedwell, P. (2008). *How Sadness Survived: The Evolutionary Basis of Depression*. Oxford: Radcliffe Publishing.

S. 123: Dante Alighieri (1974) [1312–1321]. *Die Göttliche Komödie*, Die Hölle: Erster Gesang. Frankfurt/M.: Insel, S. 15.

S. 124: Faulkner, W. (1973) [1929]. *Schall und Wahn*. Zürich: Diogenes, S. 83.

S. 125: Schopenhauer, A. (1851). *Parerga und Paralipomena: Kleine philosophische Schriften*, § 142. Berlin: A. W. Hahn, S. 241.

S. 126: Shakespeare, W. (1988) [1606]. Macbeth. In: *William Shakespeare: Tragödien*, Akt V, Szene 5. Übers. Schlegel/Tiek. Stuttgart: Parkland, S. 645.

Kapitel 4

S. 127: Platon (1999) [etwa 370 oder 360 v. Chr.]. Phaidros. In: *Sämtliche Werke*, Bd. 2. Berlin: Lambert Schneider, S. 434.

S. 129: John Ruskin, zitiert in: Jamison, K. R. (1993). *Touched with Fire: Manic-depressive Illness and the Artistic Temperament*. New York: Free Press, S. 29.

S. 129: Sims, A. (1993). *Symptoms in the Mind: An Introduction to Descriptive Psychopathology*. London: Saunders, S. 153.

S. 135: Aretaios von Kappadokien, zitiert in: Maj, M. et al. (Hrsg.) (2003). *Bipolar Disorder*. WPA Series Evidence and Experience in Psychiatry, Bd. 5. Chichester: Wiley, S. 5.

S. 136: Kraepelin, E. (1899). *Psychiatrie: Ein Lehrbuch für Studierende und Ärzte*. 6. Aufl. Leipzig: J. A. Barth.

S. 137: Jamison, K. R. (1993). *Touched with Fire: Manic-depressive Illness and the Artistic Temperament*. New York: Free Press, S. 230.

S. 138–139: Edgar Allan Poe, „Eleonora" (1842), zitiert nach: http://www.versalia.de/archiv/Poe/Eleonora.243.html [Stand: 21.11.10].

S. 139: Ders., „Der Rabe" (1845), Übers. Hedwig Lachmann (1891), zitiert nach: http://de.wikisource.org/wiki/Der_Rabe [Stand: 21.11.10].

S. 140: Cunningham, M. (2001) [1998]. *Die Stunden*. München: btb.

S. 140: Woolf, V. (2008) [1925]. *Mrs Dalloway*. Frankfurt/M.: Fischer, S. 12.

S. 140–141: Dies. (2006). Brief an Ethel Smyth. In: *Gesammelte Werke*, Bd. 2: Briefe. Frankfurt/M.: Fischer, S. 91.

S. 141: Andreasen, N. C. (1987). Creativity and mental illness: Prevalence rates in writers and their first-degree relatives. *American Journal of Psychiatry* 144: 1288–1292.

S. 141–142: Jamison, K. R. (1989). Mood disorders and patterns of creativity in British authors and artists. *Psychiatry* 52: 125–134.

S. 143: Jamison, K. R. (1999) [1995]. *Meine ruhelose Seele: Die Geschichte einer manischen Depression*. München: Goldmann.

S. 144: Nietzsche, F. (1994) [1883]. *Also sprach Zarathustra: Ein Buch für alle und keinen*. Stuttgart: Reclam, S. 15.

S. 145–146: Storr, A. (1997) [1988]. *Die schöpferische Einsamkeit: Das Geheimnis der Genies*. München: Hanser. (Übers. M. Reiss).

S. 146: Santosa, C. M. et al. (2007). Enhanced creativity in bipolar disorder patients: A controlled study. *Journal of Affective Disorders* 100(1–3): 31–39.

S. 146: Dies. (2007). Temperament-creativity relationships in mood disorder patient, healthy controls and highly creative individuals. *Journal of Affective Disorders* 100(1–3): 41–48.

S. 152: Rainer Maria Rilke in einem Brief an Emil Freiherr von Gebsattel, 24. Januar 1912. Zitiert nach http://www.rilke.de/briefe/240112.htm [Stand: 22. 11.10].

S. 153: Robert Lowell, zitiert nach CBS Cares: Creativity and Depression, http://www.cbs.com/cbs_cares/topics/?sec=35 [Stand: 22.11.10].

S. 154–155: Jamison, K. R. (1999) [1995]. *Meine ruhelose Seele: Die Geschichte einer manischen Depression*. München: Goldmann. (Übers. d. Zitats M. Reiss).

Kapitel 5

S. 157: Kirkegaard, S. (1984) [1844]. *Der Begriff Angst*, Hrsg. H. Rochol. Hamburg: Meiner, S. 64.

S. 157: Wells, H. G. (1974) [1898]. *Der Krieg der Welten*. Zürich: Diogenes.

S. 160–161: Yerkes, R. M. und Dodson, J. D. (1908). The relation of strength of stimulus to rapidity of habit-formation. *Journal of Comparative Neurology and Psychology* 18: 459–482.

S. 162: Jacob, R. G. et al. (1996). Panic, agoraphobia, and vestibular dysfunction. *The American Journal of Psychiatry* 153: 503–512.

S. 163: Hippokrates, zitiert in: Morschitzky, H. (2009). *Angststörungen: Diagnostik, Konzepte, Therapie, Selbsthilfe*. Wien/New York: Springer, S. 85.

S. 167: American Psychiatric Association (2003). *Diagnostisches und Statistisches Manual Psychischer Störungen: Textrevision. DSM-IV-TR.*

Deutsche Bearbeitung und Einführung von H. Saß, H.-U. Wittchen, M. Zaudig und I. Houben. Göttingen: Hogrefe, 2003. Glossar kulturabhängiger Syndrome, S. 930–936, hier S. 930.

S. 168: „Dhat", ebd., S. 932.

S. 168: „Koro", ebd., S. 933. Koro kann auch bei Frauen auftreten; in diesem Fall bezieht sich die Angst auf eine Retraktion von Vulva und Brustwarzen.

S. 170: Jung, C. G. (2009) [1962]. *Erinnerungen, Träume, Gedanken*, Hrsg. A. Jaffé. Düsseldorf: Patmos.

S. 170–171: Ders. (1996) [1912–1943]. Zwei Schriften über analytische Psychologie. In: *Gesammelte Werke*, Bd. 7, Hrsg. M. Niehus-Jung et al. Olten: Walter, S. 287.

S. 171–172: Freud, S. und Breuer, J. (1991) [1895]. *Studien über Hysterie*. Frankfurt/M.: Fischer.

S. 171, 173: Freud, S. (2005) [1899]. *Die Traumdeutung*. Frankfurt/M.: Fischer.

S. 171: Ders. (2006) [1901]. *Zur Psychopathologie des Alltagslebens*. Frankfurt/M.: Fischer.

S. 172: Ders. (1991) [1905]. *Drei Abhandlungen zur Sexualtherapie*. Frankfurt/M.: Fischer.

S. 172: Ders. (1991) [1913]. *Totem und Tabu*. Frankfurt/M.: Fischer.

S. 172: Ders. (2000) [1920]. Jenseits des Lustprinzips. In: *Studienausgabe*, Bd. 3: *Psychologie des Unbewußten*, Hrsg. A. Mitscherlich et al. Frankfurt/M.: Fischer, S. 213–272.

S. 177: Ders. (1927). Die Zukunft einer Illusion. In: *Gesammelte Werke*, Bd. 11. Wien: Internationaler Psychoanalytischer Verlag, S. 377.

S. 177: Maslow, A. (1943). A theory of human motivation. *Psychological Review* 50: 370–396.

S. 179–180: Tillich, P. (1991) [1953]. *Der Mut zum Sein*. Berlin/New York: Walter de Gruyter.

S. 179–180: Sartre, J.-P. (1993) [1943]. *Das Sein und das Nichts: Versuch einer phänomenologischen Ontologie*. Reinbek: Rowohlt.

S. 181: Sri Guru Granth Sahib, *Das heilige Buch der Sikhs.* (Übers. d. Zitats M. Reiss).

S. 182: Percy Bysshe Shelley, „Ozymandias" (1817), Übers. R. Marut alias B. Traven (1917), zitiert nach: http://www.traven. cezarpoezio.de/48.html [Stand: 25.11.10].

Kapitel 6

S. 185: Hart Crane, „The Broken Tower – Der zerbrochene Turm" (1932), zitiert in: Hesse, E. und Ickstadt, H. (Hrsg.) (2001). *Amerikanische Dichtung von den Anfängen bis zur Gegenwart.* München: C. H. Beck, S. 203.

S. 185: Durkheim, E. (1973) [1897]. *Der Selbstmord.* Neuwied/Berlin: Luchterhand, S. 27.

S. 186: Virginia Woolf, Abschiedsbrief vom 28. März 1941, zitiert in: Cunningham, M. (2001) [1998]. *Die Stunden.* München: btb, S. 11–12.

S. 191: Goethe, J. W. (2001) [1774]. *Die Leiden des jungen Werther.* Stuttgart: Reclam.

S. 191: Salib, E. (2003). Effect of 11 September 2001 on suicide and homicide in England and Wales. *The British Journal of Psychiatry* 183: 207–212.

S. 197: Percy Bysshe Shelley, *The Retrospect: Cwn Elan* (1812), Zeilen 25–34, übersetzt von Matthias Reiss.

S. 197–198: Hume, D. (1905) [1757]. *Dialoge über natürliche Religion: Über Selbstmord und Unsterblichkeit der Seele,* Hrsg. F. Paulsen. Leipzig: Dürr, S. 146–147.

S. 198–199: Ebd., S. 147–149, 151.

S. 199: Plinius der Ältere (1781) [77 n. Chr.]. *Naturgeschichte,* Bd. 1. Frankfurt: J. C. Hermann, S. 10.

S. 199: Hume, D. (1905) [1757]. *Dialoge über natürliche Religion: Über Selbstmord und Unsterblichkeit der Seele.* Hrsg. F. Paulsen. Leipzig: Dürr, S. 154.

S. 200–202: Nagel, T. (2004) [1970]. Der Tod. In: *Was bedeutet das alles? Eine ganz kurze Einführung in die Philosophie.* Stuttgart: Reclam, S. 92–99.

Nachwort

S. 207: Platon (1999) [etwa 370 oder 360 v. Chr.]. Phaidros. In: *Sämtliche Werke*, Bd. 2, Berlin: Lambert Schneider, S. 434.

S. 209: Gide, A. (1961) [1894]. *Aus den Tagebüchern, 1889–1939.* Stuttgart: DVA, S. 22.

Index

© Springer-Verlag GmbH Deutschland, ein Teil von Springer Nature 2011
N. Burton, *Der Sinn des Wahnsinns – Psychische Störungen verstehen*,
https://doi.org/10.1007/978-3-662-58782-9

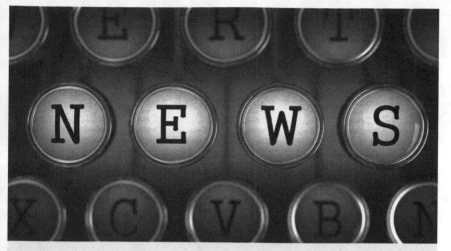